Jugando con la fuerza de la vida

Jugando con la fuerza de la vida

Joos Bouwmeester

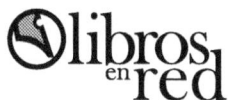

libros en red

www.librosenred.com

Dirección General: Marcelo Perazolo
Dirección de Contenidos: Ivana Basset
Diseño de cubierta: Cinzia Ponisio
Diagramación de interiores: Vanesa L. Rivera

Primera edición en español - Impresión bajo demanda

© LibrosEnRed, 2007
Una marca registrada de Amertown International S.A.

ISBN: 978-1-59754-307-1

Para encargar más copias de este libro o conocer otros libros de esta colección visite www.librosenred.com

Que el texto de este libro sea un canal para el Amor, para que recordemos, hasta en lo más profundo de nuestras células.

Joos

PRESENTACIÓN

El contenido de este libro es una búsqueda personal de una vida mejor. Joos ha dado un paso en este sentido y lo comparte contigo por medio de este material. Sin embargo, el lenguaje puede parecerte extraño, porque no es la forma usual de escribir un libro.

Por ejemplo, una parte del texto está en letra cursiva y Joos habla en primera persona relatando sus sensaciones, mientras que la parte más formal del texto está en letra redonda.

Su estilo puede parecerte también algo distinto, ya que ha pretendido varios objetivos muy complejos: hablar en términos comprensibles al cuerpo, a las emociones y a los pensamientos sin priorizar la intelectualidad por sobre los otros lenguajes.

También es su objetivo que leas lenta y comprensivamente, que compares tu sensación con la que experimentas al sentir la energía de cada punto de tu cuerpo. Que descubras y comprendas esa energía y que respetes tus sensaciones, ya que no son las mismas que ha descubierto la autora, debido a cualquiera de los condicionantes de nuestra estructura psicológica.

Las sensaciones que describe Joos no son totalmente comprensibles por el intelecto, pues son la unión de pensamiento, sentimiento y acción. Deberás sentir tu propia energía, que no coincidirá exactamente con la descripción de este libro.

Mi experiencia al leerlo fue confusa al comienzo. Tuve que prestar mucha atención al contenido sin tratar de racionalizar demasiado, y entonces pude sentir que cada concepto era comprendido por una parte distinta de mí. Leía muy poco cada día y dejaba que el concepto trabajara lentamente. Al día siguiente, el símbolo cobraba sentido en un área emocional o física. Es difícil describir cómo las emociones entendieron lo que la mente ya conocía. O cómo se alegró el cuerpo por una imagen del relato que el intelecto y las emociones dejaron pasar como algo trivial e incluso obvio. Distintas áreas de nosotros tienen conocimientos que aún no han logrado las otras áreas: hay más de una inteligencia en nosotros y lo que una sabe puede ser una sorpresa para la otra cuando se le muestra en su propio lenguaje.

Mi sensación más común la primera vez que leí respecto de cada uno de los puntos fue: "No entiendo". Luego, como si muy lentamente fueran cayendo los tambores de una combinación de caja fuerte, la claridad llegó. Después, otro significado y otro, y ya no pude medir la profundidad a la que llegaban los conceptos.

Deberás sentir tu propia energía y entender el significado que tiene para ti. No necesariamente eso coincidirá con la descripción de este libro, porque el objetivo no es que entiendas lo que dice la autora, sino que percibas y te entiendas a ti mismo.

Joos te muestra el camino que recorrió, pero el mismo camino en tu vida tendrá variantes que lo harán único.

El trabajo de Joos se basa en la cultura china y en los puntos que están distribuidos en el cuerpo. Tú tendrás una clara ubicación de estos puntos. Pondrás tu mano sobre ellos suavemente, sin punzarlos, sin hacer nada que pueda resultar agresivo para tu cuerpo, y deberás sentir la energía en ellos: éste será tu trabajo. Es un trabajo para aquellos que tienen la voluntad de conocerse a sí mismos.

Leerás sólo sensaciones, las sensaciones que ella ha experimentado y que serán una guía para ti. Estas palabras no son la verdad para todos, sino sólo para ella, que ha realizado el trabajo. ¿Significan los puntos lo mismo para ti que para ella?

Sólo tú puedes averiguarlo, haciendo el trabajo. Por este motivo no has de contentarte con la descripción de las flores que Joos halló en su camino, sino que recorrerás el tuyo propio y hallarás tus propias flores, pues la descripción no se compara con la realidad.

Emprenderás un camino por el método científico. Porque aquí tú eres quien ha de aprender por sentirte a ti mismo. Un científico prueba, anota, verifica. ¿Estás dispuesto a serenar el ruido que a diario hacemos con nuestros pensamientos y preocupaciones, para sentir desde ese silencio el significado de cada punto en tu cuerpo?

Este libro es un viaje épico por tu interior, por las líneas y los nodos de energía que hacen de ti lo que eres, pues son la base en que se montan tu estructura psicológica, tu salud, tus capacidades, etcétera.

Una vez, al inicio del trabajo, leyendo uno de los primeros puntos, pregunté a Joos: "¿Puedes hacer más clara esta idea?".

Ella me respondió que podía, pero no deseaba hacerlo. "Si explicara con más detalle mis palabras, correría el riesgo de convencer a otro de lo que digo y entonces él no descubriría nada por sí mismo."

Joos relata su experiencia personal, pero no dice que deba ser igual para todos; de hecho, está conciente de que las personas con distinto temperamento equilibran sus energías de modos diferentes, de manera tal que un punto puede distinguirse más claramente que otro y aun alguno puede apartarse algo del significado que Joos menciona en este texto.

Por este motivo, es necesario que pruebes y verifiques cada punto; no cambiarán de lugar, pero puede haber alguna pequeña diferencia en su significado y sólo tú puedes resolverla. Has de poner mucho cariño en este trabajo, pues se trata de ti.

Javier Armas

Introducción

Siento una energía caótica que tiende a dispersarse en todas direcciones.
Está dispuesta a hacer toda clase de cosas, excepto esperar.
Voy a seguirla.
A mi cuerpo le resulta pesada tanta energía.
La forma todavía no está clara.
¿Qué hago con esto?
La energía tiende a volar en todas direcciones simultáneamente.
Quiere estar en todos los sitios, salvo aquí.
Decido quedarme donde estoy, y vivir en la energía que precede a la forma.
El lugar vacío que precede a la elucidación de la dirección.
Mi agenda está sin citas. Así la he deseado.
Al mismo tiempo, la encuentro escalofriante.
Una agenda vacía y mi cuerpo tan activo.
Es evidente que la he organizado así.
Estoy buscando en todas partes.
¿Quién me salva de esto?
Parece que el mundo se esconde en un rincón.
"¿Qué es lo que quiero?"
Quiero escribir sobre esto.
Quiero describir acerca de cómo podemos dirigir nuestro cuerpo en el momento en que tanta energía se nos acerca y se nos adentra.

Quiero describir esta vivencia.

Quiero escribir desde esta vivencia.

Quizá pueda enseñarte algo.

Puedes aprender a sentir de qué manera todo se junta en nuestro cuerpo: la corriente universal, nuestra existencia, nuestra personalidad.

Sé que, justo en ésta época, eso es duro para los cuerpos de muchas personas. Tengo algo que decir sobre este tema.

Deseo que esto que escribo sea útil para muchas personas.

Transmitir la propia vivencia es siempre lo mejor. Me siento mejor cuando transmito la energía y la conciencia que me llega.

Me servirá a mí y también servirá a todos los que la reciban.

Mis adentros están más tranquilos ahora que estoy escribiendo.

El caos inicial de las energías dispersas va tomando su forma mientras escribo.

El punto de partida es un gran interés, recién surgido, en la sabiduría de los mayas: el Tzolkin.

Los mayas ya estaban concientes del hecho de que el cuerpo humano aloja la multiplicidad de las facetas de la Creación.

Podemos encontrar algo similar en los libros de Jin Shin Jyutsu.

En ellos se describen el lugar y la naturaleza de 26 cierres de seguridad de la energía en el cuerpo humano.

Mi experiencia personal al abrir los "cierres" servirá como punto de partida para este libro.

Ha sido una tarea bella e inspiradora para Joos Bouwmeester y Javier Armas hacer en conjunto la traducción al español de este libro.

PREMISAS

Puedes considerar este libro como un mapa.

El paisaje original, el cuerpo, es infinitamente más vivo y variado que el mapa mismo. El mapa es el instrumento, el indicador, para mostrarte lugares escondidos que quizá nunca visitarías por ti mismo.

Y puesto que es más entretenido contemplar el paisaje que el mapa, te quiero alentar a que hagas contacto con los puntos descritos en tu cuerpo.

No hace falta más que un aire relajado para jugar con la energía de la Vida. Utiliza tus manos y tu atención como conductores. La corriente de la Vida es más sabia que nuestra atención conciente. La corriente de la Vida se pone en orden a sí misma. Nuestra contribución no es más que hacer espacio y dar atención para posibilitar ese proceso.

Usa tus manos con delicadeza.

No te desanimes si no puedes sentir algo. El plano en el cual trabajamos es tan sutil que a veces no es posible sentir la influencia de nuestra atención.

Es posible que el resultado aparezca de manera indirecta. O en otro lugar: una molestia se reduce, el ánimo aumenta, el sentido de estar conectado con la gran Totalidad se profundiza, la sensibilidad de tus manos se incrementa.

En algunas ocasiones, surgen sentimientos antiguos. O puede ser que reconozcas un viejo patrón.

Al ser humanos, tendemos a huir del dolor y estamos acostumbrados a rechazar los sentimientos antes de que sepamos lo que significan.

Pero actuando así, el bloqueo podría aumentar. Espíritu y cuerpo son indivisibles.

Por esto es importante permitir que las emociones y el ánimo se manifiesten y puedan ser percibidos por nosotros con claridad.

Pelamos capa por capa.

LA PRIMERA PROFUNDIDAD

I. El primer movimiento

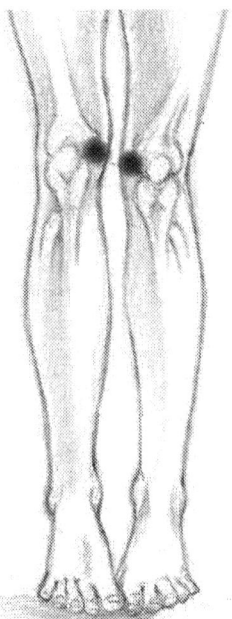

Podemos encontrar este punto en el lado interior de las rodillas, en la parte sobresaliente. Acuéstate sobre tu costado izquierdo. Pon tu mano derecha en el corazón, en el centro de tu pecho, y la mano izquierda en el lado interior de tu rodilla izquierda. Percibe la energía de tu cuerpo en aquel punto. ¿Qué es lo que sientes allí? El lado izquierdo de nuestro cuerpo tiene que ver con la relación que tenemos con nuestra madre, mientras que el lado derecho representa la relación que tenemos con nuestro padre.

En el plano mental, veo complicaciones entre madre e hija que existen desde hace ya generaciones. A mí me parece que la relación entre madre e hija es al mismo tiempo la relación más bonita y la más difícil.

Pienso sobre la manera en que nos quedamos atascados en el patrón repetitivo de este reparto de papeles y de qué modo nos limitamos en nuestra propia libertad y la del otro.

Mi mano derecha se desplaza desde mi corazón hacia abajo, pasa por debajo del pie izquierdo y toma la planta a la altura del arco.

De esta manera, mis manos conectan pie y rodilla a través de la parte interior de mi pierna, desde la planta de mi pie hasta la rodilla a través de la tibia y el peroné. Toda la zona necesita atención y conexión.

Desde un punto de vista más universal y bondadoso, veo que madres e hijas siempre hacen lo mejor que pueden. Muchas veces hacen más aun. Ya no hace falta que hagan más. Ahora, con mi visión interna puedo ver los patrones de conducta en el tiempo, puedo ver a mi madre como una más en una larga fila. Son hijas hacia el pasado, son madres hacia el futuro y son el canal por el que fluyen los antiguos patrones automáticos de inconciencia. Yo soy parte de esa fila y estoy en el presente. Hoy puedo decidir cambiar el patrón.

Después, imagina que pones tu pie izquierdo en la tierra, en tu propia tierra. Se trata sólo de intentar, no de hacerlo realmente, pero con tal intensidad que puedes sentir que tu cuerpo se prepara. El cuerpo va a buscar una manera de prepararse para ser capaz de poner el pie en la tierra. Se trata de la intención de ponerte de pie, de tomar tu decisión independientemente de la generación que te precede y la generación que te sucede. Puedes necesitar mucho tiempo para abrir el punto de energía en tu rodilla.

También puedes hacerlo sentado. Te traerá confianza.

Ahora, pon la mano izquierda en tu corazón, y la mano derecha en la parte sobresaliente del lado interior de tu rodilla derecha. Presta atención a ese punto de energía. ¿Qué es lo que sientes?

En el plano mental, llego a la necesidad de ser independiente de la aprobación de mi padre, simbolizado en el lado derecho del cuerpo.

Siento la necesidad de valerme por mí misma, a pesar del comentario de los otros.
Ahora, acuéstate de espaldas al suelo.
Pon ambas manos en tu corazón, en el centro de tu pecho.
Siente el coraje del Amor en este lugar. Manda desde tu corazón hacia tus piernas el coraje del Amor. El coraje de mantenerte sobre tus propios pies.

Ya no te puedo encontrar fuera de mí.
Estás adentro de mí,
en mi respiración,
en la pulsación de mi corazón.
En la Voluntad que se origina desde la no voluntad.
En aquella otra Voluntad que surge cuando
la pequeña voluntad personal hace silencio.
En el actuar sin actuar.
Mi cuerpo se alegra.
Juntos bailamos el baile de la vida
donde la ligereza marca la pauta
y el ritmo, la cadencia.

El miedo
y
el susto
lentamente
ceden el sitio
al coraje
que ha nacido
del
temor.

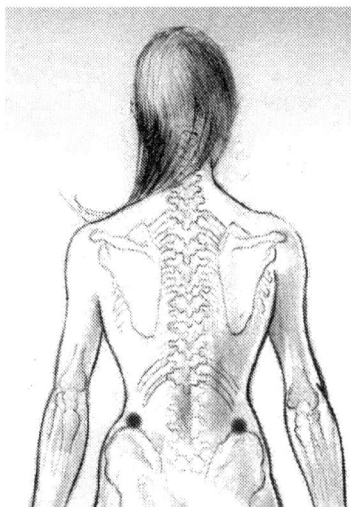

2. LA PAZ DE NO SABER

Estamos en el coche, en camino a la casa de unos amigos.

Pongo mi mano izquierda en mi espalda, a la altura de la cara superior del hueso ilíaco, para hacer contacto con el segundo punto de energía.

Pongo mi mano derecha en el lado interior de la rodilla.

Siento un ligero temor. No tengo mucha confianza en que la energía de esta zona, en el lado superior de la región lumbar, se muestre ante mí.

¿Qué escribiré si no llego a hacer contacto con el segundo punto de energía?

Para hacer contacto, debo percibir.

Varias veces durante la visita a nuestros amigos esa noche, concentro mi atención en la mencionada zona de mi espalda. Me siento apaciblemente conectada con mi propio ser. Ahora lo veo, ese punto se muestra en la paz del sereno percibir, en la paz de no saber.

Puedo percibir desde esta paz, ya no importa participar o no en la conversación.

Acuéstate de espaldas en una cama o en el suelo.

Pon la mano derecha en el lado superior de la región lumbar de tu espalda, y tu mano izquierda en el lado interior de tu rodilla izquierda.

Imagina que la energía se mueve de un lado a otro entre las zonas debajo de las palmas de tus manos. Trata de sentirla. Verás que la energía es pulsante, primero en un punto, luego en el otro, alternativamente.

Siente cómo la energía fluye a lo largo de tu pelvis.

Después, cambia al otro lado: pon tu mano izquierda en el lado superior de la región lumbar en tu espalda y tu mano derecha en el lado interior de tu rodilla derecha.

Ahora, pon ambas manos en tu espalda, a la altura de la cara superior del hueso ilíaco, una a cada lado de la columna vertebral. Haz contacto con la zona debajo de tus manos.

Hazlo a modo de exploración, sin saber qué vas a encontrar.

Conéctate con los puntos.

¿Dónde sientes movimiento?

3. ARMONÍA

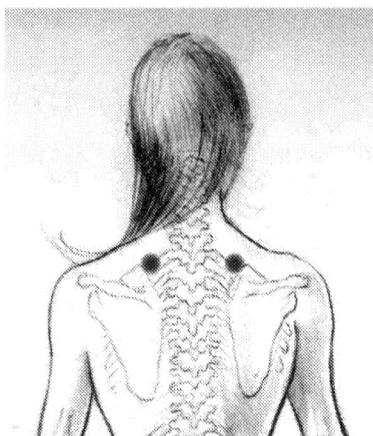

Todavía acostada en la cama, llevo la atención hacia arriba, a lo largo de la espalda, en busca del próximo punto de energía. Siento que la energía sigue a mi atención en este recorrido. Puedo sentir la dualidad y la necesidad de organizarme. Entonces, aparece el tiempo. Luego del tiempo, comienzo a comparar: alto, bajo... entonces, se presenta el descontento.

La dualidad no es un gran problema, es una etapa. Estoy conciente de que soy parte de algo mayor. Soy un pequeño punto en la bóveda celeste que tolera su dualidad y sus fallos.

De esta manera, vivo en la dualidad sin perder mi sentido de unidad.

La corriente en mi espalda sigue detrás de los sentimientos de dualidad hasta la zona debajo del lado superior de mis hombros.

Pongo las yemas de mis dedos en mi corazón.

La energía de mi corazón es liviana y fluye suavemente, con movimiento ondulante hacia mis omóplatos.

Acuéstate sobre tu espalda.

Busca a tu omóplato izquierdo con tu mano derecha, pasando tu brazo por delante de tu cuerpo.

El punto que estamos buscando se encuentra entre el lado superior del omóplato y la columna vertebral.

Toca el punto con los dedos de tu mano derecha.

Pon la mano izquierda en el lugar que hemos investigado antes: en el lado superior del hueso lumbar izquierdo. Conecta ambos puntos. Quizá percibes algún movimiento en tu cuerpo.

Después, hazlo al revés: pon tu mano izquierda en el punto que encuentras cerca del lado superior del omóplato derecho y tu mano derecha en el punto superior de tu hueso lumbar derecho.

Si te falta la flexibilidad para llegar de manera relajada al punto en el omóplato, puedes realizarlo como yo lo hago: dirige tu atención al punto. Prestar atención también es conceder energía.

Pregúntate cuál es tu modo de equilibrar las contradicciones que resultan del hecho de vivir en la dualidad.

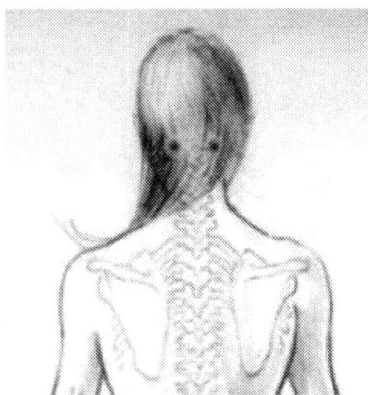

4. LA VENTANA

Puedes imaginarte que hay una corriente desde el lado interior de tus rodillas, a través del lado superior de tu hueso lumbar, ascendiendo por el espacio intermedio de tus omóplatos.

Imagínate que aquella corriente siga hacia dos puntos en la implantación del pelo, al lado izquierdo y al lado derecho de la columna vertebral.

Pon tus manos sobre la implantación del pelo, en el lugar donde puedes sentir la cavidad entre tu cuello y el cráneo.

Es la zona desde donde tomamos a un bebé por la cabeza.

Es la zona que primero contraemos cuando tenemos miedo.

Es la zona que se contrae cuando retrocedemos ante alguien que es más grande que nosotros. La misma que se contrae cuando tememos que vamos a caer.

Los niños pequeños se sirven de la facultad natural de su cabeza para mantener el equilibrio.

Esta capacidad natural les facilita a los acróbatas y a las bailarinas mantener su magnífico equilibrio.

Y ésta es justamente la zona en que más nos contracturamos.

Imagínate que los músculos de tu cuello son largos. Se trata sólo de imaginar. Deja que tu cuerpo actúe por sí mismo según lo que vas imaginando.

Imagina también que tu cabeza es capaz de mantener su propio equilibrio, sin tensar los músculos de tu cuello.

Imagínate que toda la columna vertebral, incluida tu cabeza, está sostenida por una mano cariñosa.

Así aflojamos esta zona.

Así abrimos nuestros ojos de inocencia.

Ahora, puedes mirar a tu alrededor con tranquilidad de ánimo.

De ahí puedes ver dónde estás ahora.

Al mirar a tu alrededor, permite que el movimiento de tus ojos guíe al movimiento de tu cabeza.

Deja que tu ojo izquierdo guíe el movimiento de tu cabeza cuando miras hacia el lado derecho y que tu ojo derecho guíe el movimiento de tu cabeza cuando miras hacia el lado izquierdo.

Puedes ejecutar este movimiento de tus ojos también con los ojos cerrados.

A los bebés les gusta chuparse el dedo.
Con eso cuidan la primera profundidad.
Podemos cuidar la primera profundidad nosotros
mismos envolviendo
con una mano el pulgar de la otra mano.
Podemos hacer esto muy a menudo.
Parece que envolver el pulgar es suficiente para abrir
los cierres de seguridad de la primera profundidad.
Puedes incluir en la envoltura también
la articulación y la uña del pulgar.
La primera profundidad es la capa donde el niño
inocente que somos
está mirando a su alrededor.
A la primera profundidad le corresponde el elemento
tierra.

LA SEGUNDA PROFUNDIDAD

5. EL SER ÍNTIMO

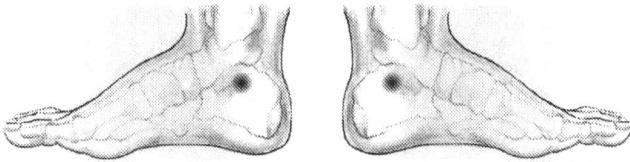

Acuéstate sobre tu costado derecho, con tu pierna derecha flexionada.

El lado exterior de tu pierna está ahora apoyado en el suelo.

Pon tu mano derecha en el lado interior de tu pantorrilla derecha.

Siente el tejido tierno de la pantorrilla.

Aquí entramos en la segunda profundidad. La segunda profundidad se encuentra algo más hondo en el tejido de la piel.

Ahora, pon tu mano izquierda en el lado interior de tu tobillo derecho y busca la cavidad suave debajo de él. Aquí se encuentra la zona que queremos abrir hoy.

Después, intenta sentir que quieres poner tus propios pies en la tierra.

Percibo en esta zona la vulnerabilidad del ser íntimo. Si logro abrir este lugar, ayudaré a su manifestación.

Después, date la vuelta al otro lado mientras flexionas tu pierna izquierda.

Siento una resistencia a darme vuelta...

Cuando doy espacio a esta resistencia, ella se convierte en un no querer total.

Me pregunto qué está pasando…

Mi interior no quiere estar de pie ni ser independiente, ni tampoco quiere caminar libremente. Quiere que alguien lo lleve de la mano.

Con mi mano izquierda puesta en el lado interior de mi rodilla izquierda, me imagino que mi mano derecha encuentra la mano de un adulto.

Noto que, haciendo esto, la zona del lado derecho de mi corazón se abre. Logrado esto, puedo imaginar que un ser más grande que yo me toma de la mano derecha y me conecta con el cosmos.

Nota: lo arriba mencionado muestra cómo podemos utilizar cualquier obstáculo durante nuestro viaje por el cuerpo. Podemos ver cómo justamente una resistencia puede abrir un nuevo camino.

Es importante investigar la resistencia, para conocerla.

Entonces, acuéstate en el suelo con tu pierna izquierda flexionada.

Pon tu mano izquierda en el lado interior de tu pantorrilla izquierda y siente el tejido suave allí. Después, busca con tu mano derecha la cavidad suave debajo del tobillo en el interior de tu pierna izquierda.

Quizá puedas experimentar que hay una corriente que circula desde tu rodilla hasta el punto debajo del tobillo.

6. El consentimiento

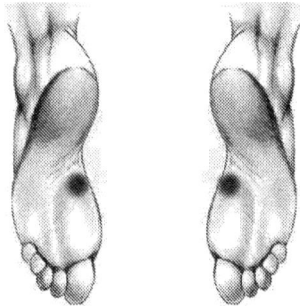

Me encuentro en un grupo de mujeres.

En este momento, no encuentro el sentido de escribir este libro.

¿Por qué no puedo comportarme como cualquier otra mujer? Si nadie está esperando mi libro.

Cuando me siento así, no encuentro la energía para realizar mi camino. Conozco bien este sentimiento. Es familiar para mí.

Lo conozco lo suficiente como para saber que mañana habrá pasado este estado de ánimo y se habrá restablecido mi motivación para continuar escribiendo.

Al día siguiente, ya con mi ánimo recuperado, soy conciente de que este bloqueo tiene que ver con el punto de energía del que tratamos ahora. El punto 6: "El consentimiento para recorrer el propio camino de la vida".

Cuando falta este consentimiento, la energía se vuelve contra uno mismo. En vez de fluir del ser íntimo hacia la cavidad del pie (del punto 5 al punto 6), la energía vuelve hacia arriba y choca en la pantorrilla con la energía que desciende por el lado interior de la rodilla.

Acuéstate sobre tu costado derecho, con las rodillas flexionadas.

Sostén con tu mano derecha la parte inferior de tu pierna derecha. Toca ligeramente con los dedos de tu mano izquierda la cavidad de la planta de tu pie derecho.

El punto que estamos buscando se encuentra en la cavidad del pie, en el lado interior.

Durante la espiración, puedes masajear suavemente tu pantorrilla. Imagínate al mismo tiempo que la energía se dirige hacia el pie. Calienta, con un masaje de la mano derecha, también la zona que está debajo del tobillo.

Este ejercicio tiene el objetivo de lograr tu consentimiento para seguir tu propio camino.

Cuando liberamos la energía para recorrer el camino que tenemos destinado, también estamos en condiciones de ofrecer esta luz a otros. Liberación para ambos es la consecuencia.

Esta zona de tensión entre la opción de adaptarnos y la de buscar nuestro propio camino comienza ya desde nuestra estancia en la matriz. La matriz es el lugar donde, en una simbiosis completa con el entorno, nos formamos.

Puedes hacer la misma práctica con el otro lado de tu cuerpo.

Acuéstate sobre tu costado izquierdo, con las rodillas flexionadas.

Sostén con tu mano izquierda la parte inferior de tu pierna izquierda y ubica la mano derecha sintiendo y contactando la zona en la cavidad de tu pie izquierdo.

Claro que puedes pedir a otra persona que toque un lugar de tu cuerpo, si tú mismo no puedes hacerlo. O si te parece más agradable, puedes compartir esta experiencia con otra persona.

7. CONEXIÓN

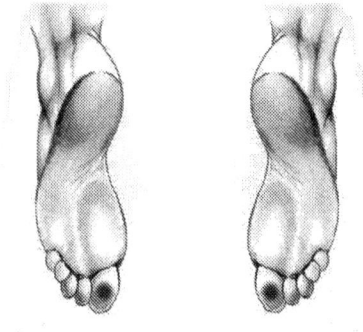

Viajo en coche. Siento un olor extraño. Me pregunto si proviene de la suela de mi zapato.

El olor aumenta. Paro el coche y me quito el zapato al lado de la calle.

¡Que sí! Encuentro el origen del hedor.

¿Qué hago ahora? Remuevo lo peor de la suciedad y coloco el zapato cuidadosamente en el fondo del coche, para evitar que el olor se disperse más. Con un pie descalzo y un pie en el zapato, continúo conduciendo.

Después de llegar a mi casa, estoy en la puerta aún sin un zapato.

Siento que la sensibilidad se retira de mi pierna cuyo pie está descalzo.

Retirar la atención de la energía resulta de un sentimiento vago: nunca se sabe si volveremos a pisar una suciedad, con un pie desnudo esta vez, en tal sendero de ripio.

Me doy cuenta de que este incidente tiene que ver con el próximo punto de energía: la zona debajo del dedo gordo del pie. Cuando vagamente "olemos" que hay algo mal en nuestro entorno, tiramos la energía desde nuestro pie hacia arriba. Retirar la energía hacia arriba puede convertirse en un hábito.

Necesito mucho tiempo para verdaderamente desarrollar la percepción de la energía correspondiente a este punto. Paso la noche en un sillón cómodo, mirando una película bonita en la televisión. Utilizo ambas manos para envolver la cavidad de mi pie y la zona debajo del dedo gordo. A cada pie le toca su turno a su debido tiempo.

Un sentimiento de serena tranquilidad me llega. Una tranquilidad dinámica.

Siéntate de manera confortable. Pon tu pierna izquierda en tu rodilla derecha. Pon la mano derecha en la cavidad de tu pie izquierdo. Con tu mano izquierda, haz contacto con el lado inferior del dedo gordo de tu pie izquierdo. Tómate el tiempo que necesites para sentirlo.

Después, puedes hacer lo mismo con tu pie derecho. Flexiona tu pierna derecha y siente con tu mano izquierda la cavidad de tu pie derecho. Con los dedos de tu mano derecha, puedes hacer contacto con la zona del lado inferior del dedo gordo de tu pie derecho.

Retirar nuestra atención de la energía que hay en el pie puede haberse originado durante nuestra estancia en la matriz.

Desde que "olemos" que hay algo mal a nuestro alrededor, comenzamos a retirarnos del contacto con el entorno.

De esta manera, rompemos el contacto con nuestro propio ser.

Al abrir esta zona, el lugar debajo del dedo gordo del pie, nos conectamos con nuestro medio ambiente aun cuando las personas en nuestro entorno no tengan esta conexión.

Cuando logras hacer contacto con el punto debajo del dedo gordo de tu pie, puedes notar que tienes una tendencia a alternar entre pensar y sentir el contacto con este punto. Cada vez que notas que comienzas a pensar, puedes volver a sentir el contacto con el dedo gordo del pie. Después, te será más fácil pensar con claridad.

8. El campo de las posibilidades

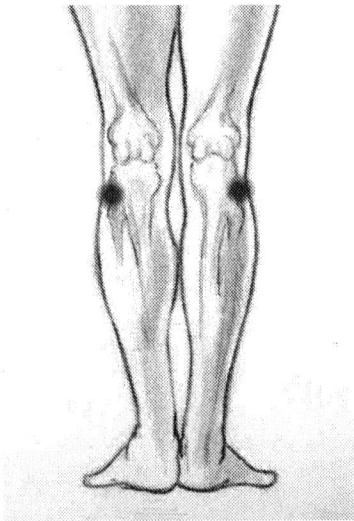

Siento una agradable sensación al ascender del punto 7 al 8, moviéndome hacia el lado exterior de mis rodillas. Ahora puedo discernir mi propia individualidad.

En el plano emocional, surge primero un sentimiento de cariño.

Necesitamos dos personas, el otro y yo, para poder tener tal sentimiento.

Noto que se abre ante mí un campo de posibilidades.

Puedo sentir la libertad de cambiar mis actitudes. No estoy atada a los patrones fijos.

Siéntate o acuéstate.

Pon los dedos de tus manos sobre el lado exterior de tus rodillas, debajo de la articulación de las rodillas.

Toca el punto 8. Siéntelo.

Es posible que además lo percibas en tu pelvis.

Sigue sintiendo.

Puedes volver también al punto anterior, el punto 7.

Percibe el punto de "conexión".

Puedes sentir tu individualidad sin separarte de lo más profundo de tu ser.

9. SER INDEPENDIENTE

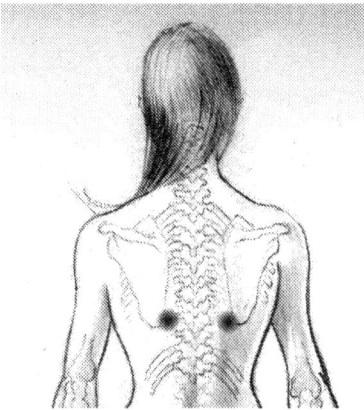

Es difícil tocar este punto. Necesitas un cierto grado de agilidad. Aun así vale la pena buscarlo. Una vez que lo hayas encontrado, te será cada vez más fácil volver a él. Se trata del punto que está entre el lado inferior de tu omóplato y la columna vertebral.

Busca con tus dedos los vértices inferiores del omóplato. Al lado de estos ángulos, a ambos lados de la columna vertebral, encuentras el punto 9.

Siento armonía en el punto que se halla sobre el lado izquierdo. Percibo desde el lado femenino o pasivo de mi ser.

La cualidad de la misma zona en el lado derecho es muy diferente. Hay más énfasis en ser independiente, pero hay menos armonía. Me doy cuenta de que hay un conflicto entre mi deseo de querer ser llevada de la mano y mi deseo de ser independiente.

Por este conflicto, la conexión entre la parte superior de mi cuerpo y la parte inferior está disminuida. Por este conflicto, me vuelvo más sensible a la crítica. La conexión puede restablecerse cuando me desprendo del deseo de ser llevada de la mano. En este caso, el ser independiente no me traerá conflicto con la visión del otro. Entonces, la opinión propia resulta tan valiosa como la de los demás. De esta manera se hace posible la libertad de expresión.

Éste es otro significado de libertad de expresión, que amplía el concepto habitual.

Me refiero a la libertad que está conectada con el corazón.

Con la mano que tengo libre, envío la comprensión de esta nueva posibilidad al punto 8, en el lado exterior de mi rodilla.

Siéntate.

Siente cómo tus glúteos soportan el peso de tu cuerpo.

Flexibiliza la pelvis.

Pon tus manos en el lado exterior de tus rodillas, justo debajo de cada articulación.

Siente la zona debajo de tus manos, siente tus glúteos y siente la zona a la altura del lado inferior de tus omóplatos.

¡Qué alegría ocuparme de Jin Shin Jyutsu de esta manera!

¡Es tanto lo que en otros tiempos ya sabían del cuerpo! ¡Qué bueno es aplicar su conocimiento en nuestra vida!

10. El tierno inicio

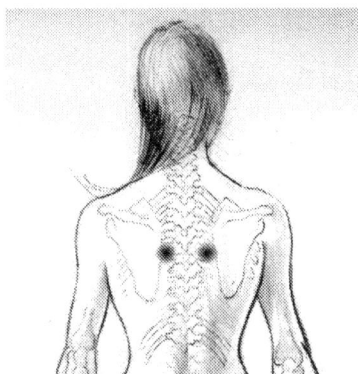

Puedes encontrar este punto a la altura de la mitad de tus omóplatos, entre ellos y la columna vertebral. No es fácil tocarlo uno mismo. Es más fácil encontrarlo con otra persona.

Dirige tu atención a este punto de la siguiente manera. Pon los dedos de tus manos en el centro de tu pecho. Lleva tu atención hacia atrás, a la misma altura en tu espalda. Al lado derecho y al lado izquierdo de este lugar encuentras los puntos que estamos buscando.

Surge un sentimiento tierno, es como algo nuevo que nace.

La respiración se profundiza en partes más bajas de mi cuerpo.

Noto que es bueno permanecer allí un rato con mi atención.

Reconozco patrones antiguos de todos los tipos, para soltarlos después:

- *El miedo a lo que pueda pasar en el futuro me saca del Ahora.*
- *El ocuparme de lo que creo que otra persona piensa es salirme de mi realidad.*

Entonces me muevo en un mundo ilusorio, de lo cual ni el otro ni yo nos beneficiamos.

Gradualmente, surge un sentido de dinámico equilibrio emocional.

Llego a apreciar de nuevo lo bueno que me rodea.

El ritmo de mis gestos va sintonizando con los gestos de la gente en mi entorno.

Percibo que estoy presente en el Ahora.

11. LIBERTAD DE MOVIMIENTO

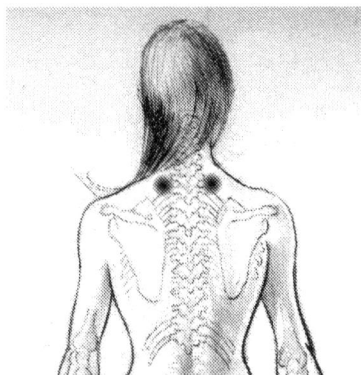

El punto 11 está situado justo arriba del punto 3, en el triángulo entre el hombro, el cuello y la columna vertebral.

Puedes encontrar el punto del lado derecho poniendo la mano izquierda por encima de tu hombro derecho, en la zona justo arriba de tu omóplato derecho.

Para llegar al punto del lado izquierdo, puedes colocar la mano derecha por encima de tu hombro izquierdo.

Retenemos mucha tensión en esta zona.

Y guardamos también carga inútil en forma de patrones antiguos.

Noto primero de qué forma este lugar está asociado en mí con el sentido de "deber ser buena".

Cuando experimento un rato con el sentido de "no deber ser buena", noto que abro una puerta a la creatividad y la libertad, no sólo para mí, sino también para el otro. Llego a un estado de mi ser que es alegre y liviano.

Llego al sentimiento de que todo está bien, incluso mi patrón de "deber ser buena".

Lo percibo como una zona importante para reconocer patrones antiguos y posiblemente liberarlos. Mi perfeccionismo tiene su sede en este lugar.

La aceptación de que, siendo humanos e incompletos, podemos fallar, me lleva más allá del pensamiento de lo bueno y lo malo.

Podemos armonizar la zona también al envolver el dedo anular de una mano con la otra mano.

Así se forma el espacio necesario para la acción libre de patrones, tanto en mí como en el otro.

También resulta más claro dónde termina la propia libertad y responsabilidad y dónde comienza la libertad del otro.

12. Más allá de los patrones

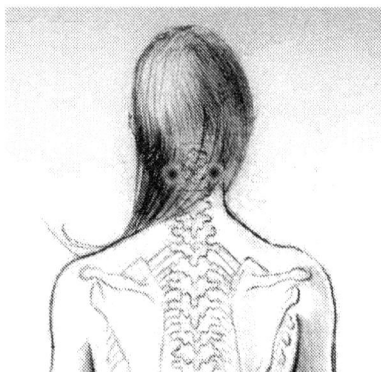

Puedes encontrar la zona del punto 12 en el cuello, a mitad de los hombros y el lado inferior del cráneo, a ambos lados de las vértebras cervicales.

Me resulta difícil encontrar un nombre adecuado para este punto. Todos los nombres que surgen no me suenan bien. Por eso lo llamo el punto "Más allá de los patrones".

Es el lugar donde la energía puede fluir más libremente cuando nos desprendemos de los patrones antiguos en la zona de los hombros.

Está cerca del punto 4, la zona de nuestros ojos de inocencia.

Puedes encontrar el punto cuando pones las yemas de tus dedos a mitad del cuello, al lado derecho e izquierdo de la columna vertebral.

Noto que no quiero quedarme mucho tiempo en este lugar. En realidad, quiero llevar mi atención más abajo en mi cuerpo.

Pon una mano en tu frente y una en tu cuello. Dirige tu atención a la rabadilla. ¿Puedes sentir que de esta manera armonizas una región más extensa?

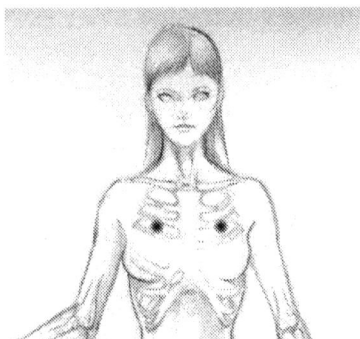

13. El coraje del Amor

Puedes encontrar el punto 13 en la parte delantera de tu cuerpo, a diez centímetros debajo de tus clavículas, a la altura de la tercera costilla, a ambos lados del esternón. Puedes tocar los puntos simultáneamente, con una mano o con ambas.

Noto que la zona se extiende en mí, hacia abajo y hacia arriba.

El movimiento de la zona está relacionado con mi respiración.

Es en este lugar donde podemos sentir amor. Es la zona donde podemos percibir que la Fuente del amor está en nosotros mismos, independientemente del entorno.

Aquella noche, estando yo medio dormida, descubro que el movimiento de esta zona no está controlado por mí. Se trata de la energía de la vida que se mueve a sí misma. Esta percepción me produce un sentimiento excepcional.

Al día siguiente, junto con mi esposo, visitamos el Museo Picasso, en Málaga.

Mi corazón se conmueve profundamente ante la obra de un espíritu tan creativo.

Mi corazón respira.

Después, durante una visita a la Catedral de Málaga, enciendo una vela cerca de la puerta que lleva al jardín sagrado.

14. La Voluntad de la Fuerza que me guía

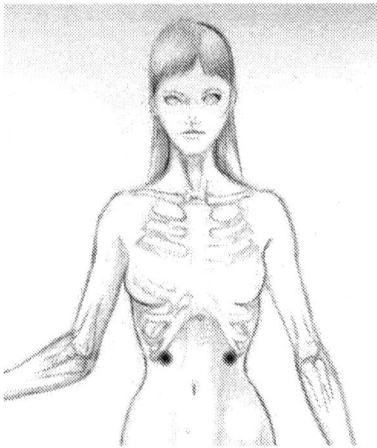

Dudo profundamente si hago bien al escribir este libro. Tengo una sensación de que nadie lo va a aprovechar. Decido no escribir hasta el momento en que surja naturalmente.

Vuelvo a la zona del punto 13 y me propongo permanecer en contacto con el punto hasta el momento en que la energía vuelva a fluir.

A la noche siguiente, mi intuición me indica que me hace falta amar a mis enemigos.

¿Es que tengo enemigos? Pregunto quiénes son.

"Todo lo que acosa al Yo."

¿Qué es lo que acosa al Yo?

Tus sombras y las de los otros.

Decido amar a las sombras y puedo ver que el impedimento para hacer esto tiene que ver más bien con "no permitir" que con "no poder".

Una prohibición profunda de abandonar el campo de batalla de las sombras es lo que me bloquea. Las sombras necesitan de los adversarios para existir.

Tanto mi sombra como la de los otros me retienen.

Decido aun amar a las sombras.

En este mismo momento, siento la circulación de la energía en mi espalda, ascendiendo hacia mi cuello y después descendiendo por el lado anterior de mi cuerpo.

Cada vez que me ocupo con una situación más tiempo que el justificado por la necesidad del aquí y ahora, me estoy ocupando de una batalla que pertenece a las sombras.

En tal momento puedo decidir amarlas.

Me doy cuenta de que mis dudas forman el bloqueo del punto 14. En tal caso, la voluntad de mi yo pequeño no coincide con la Voluntad Universal.

Percibo que la clave de la apertura de esta zona reside en una noción profunda de que mi escribir es una respuesta a la Voluntad Universal.

Puedes encontrar el punto 14 al poner tus manos en las costillas inferiores. Con los dedos puedes tocar la zona al lado de las costillas.

Es una zona importante. Es la zona donde podemos sentir que la voluntad de nuestro yo pequeño puede coincidir con la Voluntad Universal, cuando nos rendimos a esa Voluntad mayor de la que somos sólo una pequeña parte.

Aquí es agradable conectar la parte superior del cuerpo con la parte inferior.

Siéntate poniendo tu mano izquierda en tu hombro derecho, justo debajo del lugar donde el cuello está conectado con los hombros, en el punto 11. Pon tu mano derecha debajo de tu glúteo derecho.

Quédate sentado de esta manera durante algunos minutos.

Después, pon tu mano derecha en tu hombro izquierdo, en el punto 11, y pon tu mano izquierda debajo de tu glúteo izquierdo.

Siente la conexión entre la parte superior y la parte inferior de tu cuerpo.

15. La puerta hacia el bienestar

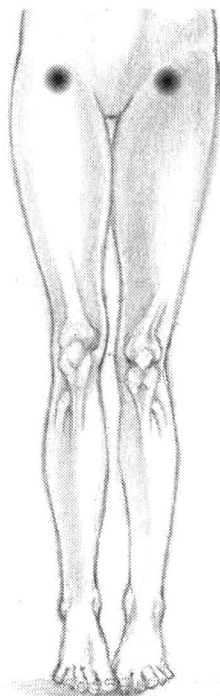

Puedes encontrar el punto 15 en la ingle. Profundizarás el contacto con el punto cada vez que toques tus ingles con las yemas de tus dedos.

Me siento cerca de mí misma. Cuando centro mi atención en esta zona, puedo hacer contacto con otras personas sin tener que ceder excesivamente de mí.

Puedes abrir el punto, pero primero haz contacto con el punto 6, en la cavidad de tu pie. Pon la mano derecha en la cavidad de tu pie izquierdo y la mano izquierda en la zona de tu ingle izquierda.

Y al revés: la mano izquierda en la cavidad de tu pie derecho y la mano derecha en la zona de tu ingle derecha.

Me doy cuenta de que nosotros, los humanos, muchas veces estamos huyendo.

No queremos estar en el lugar donde estamos ahora.

El reflejo de escapar resulta en la tensión crónica de algunos músculos.

El reflejo de escapar provoca el temor que sentimos.

Así, bloqueamos la corriente en la zona de la ingle.

Mira a tu alrededor y pregúntate si en este momento hay motivo para huir. Toca ambas ingles con tus manos y deja penetrar en esa zona y en tus piernas el siguiente pensamiento: "Éste es el lugar exacto donde debo estar".

La segunda profundidad es el cuerpo emocional.
Bloqueos en nuestras actitudes emocionales
causan bloqueos en la segunda profundidad.
Muchas veces, los bloqueos tienen que ver con el miedo.
Es grato abrir los cierres de energía que hay en las
piernas.
Así hay menos propulsión de energía hacia la cabeza
y los hombros.
Con tu atención y con tus manos, puedes descender
desde la ingle a lo largo de una pierna,
pasando por el punto 1: "El primer movimiento",
el punto 5: "El ser íntimo",
el punto 6: "El consentimiento",
el punto 7: "Conexión",
y después, ascender a lo largo del lado exterior de
tu pierna,
por el punto 8: "El campo de las posibilidades",
hacia el punto 9: "Ser independiente".
También es posible abrir la segunda profundidad
envolviendo uno de tus dedos anulares.
Y lo mismo si, con ambas manos a la vez,
tocas con la yema de tu dedo pulgar
la uña de tu dedo anular.
El elemento aire pertenece a la segunda profundidad.

LA TERCERA PROFUNDIDAD

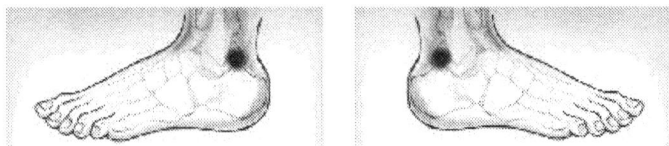

16. EL FUNDAMENTO

Puedes encontrar el punto 16 en el lado exterior de tu tobillo, en la parte suave entre el tobillo y el talón.

¡Qué diferencia hay entre mi pierna derecha y mi pierna izquierda!

La cualidad de ambos puntos es muy distinta. Siento que surgen sentimientos antiguos al activar estos puntos. La circulación equilibrada es impedida por patrones de fuerzas antiguas.

Me cuesta armonizar los puntos. Invierto mucho tiempo en lograrlo.

Envuelvo con mis manos la parte inferior de mi pierna derecha y las yemas de mis dedos descansan sobre la parte suave entre mi talón y el lado exterior de mi tobillo.

Toca el punto 16 que, como mencionamos recién, se encuentra en la parte suave entre el lado exterior de tu tobillo y el talón.

¿Cuál es la cualidad de este punto para ti?

Puedes activar la circulación del punto al imaginarte que traes energía hacia esta zona a través de las yemas de tus dedos.

Es importante volver al punto de vez en cuando.

Cuando la calidad de la circulación está bien, la inspiración vuelve a nuestras actividades.

Me cuesta mucho esfuerzo liberar la corriente en la parte inferior de mi pierna derecha.

Envuelvo durante algún tiempo los puntos 5 y 16, en ambos lados de mi tobillo, con los dedos de mi mano izquierda, mientras sostengo con mi mano derecha el punto 8, en el tendón de mi rodilla.

Después, examino el punto 6 en la cavidad de mi pie derecho y con mi mano izquierda contacto el punto 7 en el lado inferior del dedo gordo de mi pie.

Utiliza tu propia intuición cuando notes que hay bloqueos para abrir un punto. Examina qué podría ayudar para mejorar la circulación de la energía. Muchas veces, el bloqueo físico ha aumentado por miedos en el plano psíquico. Y al revés: el miedo es intensificado por un bloqueo en el plano físico.

De esta manera creamos como surcos de círculos viciosos cada vez más profundos.

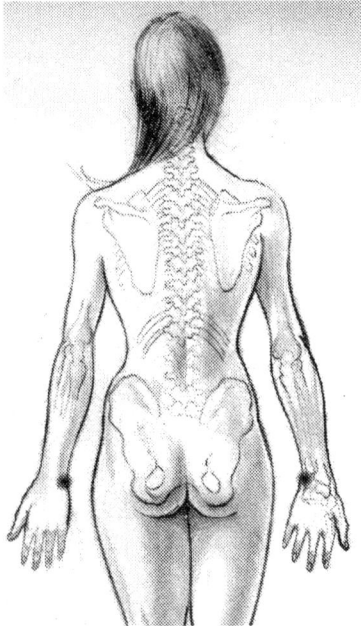

17. Intuición

Puedes encontrar este punto en el lado exterior de tu muñeca, al lado del dedo meñique. Cuando la energía circula libremente en esta zona, nos abrimos para la intuición.

Siento ligereza y alegría al tocar el punto. Me doy cuenta de que escribir es mi pasión. La idea de traducir este libro al inglés y al español me complace.

Puedes abrir la zona envolviendo tu muñeca derecha con tu mano izquierda, y después tu muñeca izquierda con tu mano derecha.

Puedes conectar el punto 17 con otros puntos, llevando tu atención al punto 10, "El tierno inicio", en tu espalda, y también, en el lado delantero, al punto 13, "El coraje del Amor".

Ahora puedes contactar puntos que no fluyan bien.

Toca tal punto con tu mano y pregunta qué está causando el bloqueo y qué es lo que puedes hacer para que fluya mejor.

Confía en tu capacidad de acercarte al problema de un modo nuevo.

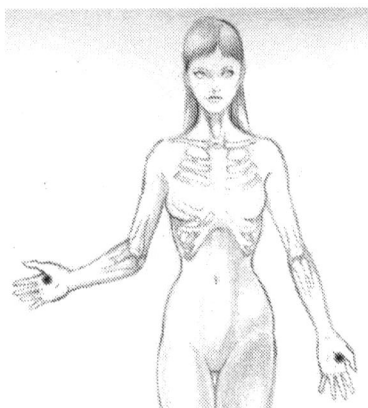

18. CONCIENCIA Y CONCIENCIA DEL CUERPO

Puedes encontrar este punto en el pulpejo de la mano, en la articulación de tu pulgar. A veces toma mucho tiempo lograr un contacto íntimo con esta zona. Si tienes dificultad para lograrlo, te ayudará tocar simultáneamente el lado inferior de tu pulgar.

Siento primero determinadas partes de mi cuerpo. Me llega un sentimiento de intimidad.

Después, soy conciente de preguntas que preceden a esta vida.

¿Quiero ser conducida por la corriente magnética que me dirige a situaciones que ya conozco, o quiero elegir de manera más conciente, de modo que tendré más influencia en las situaciones y circunstancias?

Experimento que para ejercer la voluntad libre en este plano, necesito fortalecerme. Es aquí donde se encuentra la capacidad de co-crear.

Me doy cuenta de que el espíritu guía al cuerpo. También puedo sentir que mi espíritu puede ofrecer una cordial bienvenida a mi cuerpo.

Pongo mi mano izquierda en mi corazón y mi otra mano en las costillas flotantes del lado derecho.

Un sentimiento de amor fluye desde mi corazón hacia abajo.
Mi cuerpo se relaja después en un sueño profundo.

Desde hace ya muchos días, siento una inquietud básica. Tiene que ver con una pregunta para la que aún no tengo respuesta. Se trata de si estando aquí, en este lugar y este momento, estoy haciendo lo correcto. Siento una tendencia a volar por todas partes, parecida a la sensación que tuve antes de comenzar a escribir. "La hierba siempre parece más verde al otro lado de la cerca."

Sé que actuar en base a este sentimiento no es la mejor opción.

Debo hallar la solución en mi interior. Un cambio de situación es una solución pasajera que no me servirá.

Veo la imagen de dos líneas que son perpendiculares una respecto de la otra. Reconozco mi lucha entre vivir en una conexión espiritual y vivir la vida de todos los días. Mi repetido impulso de huir está conectado con esta zona de tensión. Tiene que ver con el sentido de estar más conectada a otro lugar.

La solución me es provista por mi centro: la zona alrededor de mi ombligo.

Al sentir que no soy una cruz de dos dimensiones en un plano, sino una esfera con sus tres dimensiones, experimento muchas posibilidades de conectarme aquí y ahora con el entorno magnífico del lugar donde estoy. Extiendo mi centro hacia adelante y hacia atrás.

Mis movimientos ya no se efectúan a lo largo de líneas rectas. La tercera dimensión de la esfera aparece. Simultáneamente, vuelve a entrar la conexión con este entorno, en este lugar, en este momento.

19. EN EL MUNDO, PERO NO DEL MUNDO

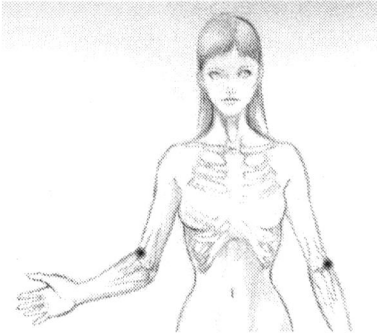

Para encontrar este punto, deja tus brazos caer a los costados de tu cuerpo y gira tus manos de manera tal que las palmas queden hacia el frente. Al hacer esto, el punto se encontrará en la cara externa de tu codo.

Lo puedes tocar poniendo tu mano derecha en el pliegue de tu codo izquierdo y después, tu mano izquierda en el pliegue de tu codo derecho.

Puedes tocar ambos puntos a la vez cruzando tus brazos y tocando el lado interior de ambos codos, o cada punto por separado. La sutilidad del toque es importante.

Asimismo, puedes poner una mano justo arriba de tu codo, en el brazo, y la otra en el lado interior del fémur opuesto, justo arriba de tu rodilla. Es placentero sentir también las conexiones diagonales en tu cuerpo.

¡Es sorprendente de qué manera la apertura de estos puntos me lleva a un sentido de la Energía original dando forma a mi vida!

Experimento que la Energía original no se ocupa con mis preocupaciones. Se ocupa con otras cosas, mientras al mismo tiempo está conectada con mi personalidad.

Me pregunto cuáles son los pensamientos que me bloquean en el plano espiritual.

Surge el pensamiento de que el sendero espiritual es un camino solitario.

Tanto mi personalidad como la gente que me ha precedido han vivido aquel pensamiento. Cambio el pensamiento en la convicción de que el camino espiritual es un camino conjunto. El camino de muchas personas.

Quizá te guste preguntarte, al abrir estos puntos, cuáles de tus pensamientos bloquean tu funcionamiento espiritual.

Examina de qué manera quisieras cambiar este pensamiento.

Experimenta con esto.

20. SER NATURAL

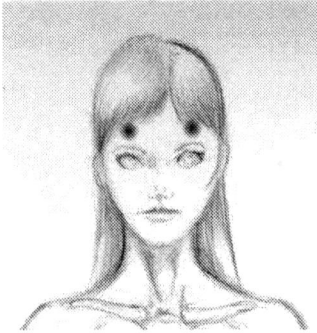

Estos puntos están ubicados en tu frente, arriba de las cejas.

Puedes tocar ambos puntos al mismo tiempo, con una mano o con las dos. También puedes tocar cada punto por separado.

Comienzo a esforzarme mucho para encontrar la cualidad de este punto.

Lo percibo tan cerca que es difícil describirlo.

Cuanto más me empeño, menos resultado obtengo. Me doy cuenta de que estoy bloqueando la zona de esta manera. Pido ayuda al universo y me desprendo.

Las palabras me llegan a la mañana siguiente. Para mí, la zona tiene que ver con nuestro Ser natural.

Ser natural en el vivir y en el morir, en el ciclo continuo de nuestra existencia. Puedo encontrar que la energía del punto expresa su significado cuando ayudo a otros a encontrar su Ser natural. La esencia de esta zona es transmitir lo recibido.

Puedes abrir la zona también al poner una mano en el cuello, contra tu cráneo, y una mano en tu frente. Mientras tanto, repite la palabra "Amor" con cada respiración.

Después, es agradable activar la corriente diagonal: la mano izquierda en el pliegue de tu codo derecho y la mano derecha en el lado interior de tu rodilla izquierda.

Y al revés: la mano derecha en el pliegue de tu codo izquierdo y la mano izquierda en el lado interior de tu rodilla derecha. Sigue repitiendo la palabra "Amor", cada vez que respiras.

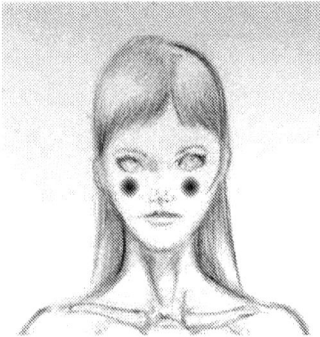

21. RENOVARSE

Puedes encontrar este punto justo debajo de tus pómulos, en el centro de la mejilla. Al tocar el punto con las yemas de los dedos, podemos sentir que retenemos muchas lágrimas en esta zona, que algunas veces llegan a solidificarse, como en el caso de la sinusitis. Podemos experimentar aquí patrones fijos de vivir la vida. Casi creemos que la realidad ES como la sentimos ahora. Esta zona también nos ayuda a soltar estos patrones fijos. Tú puedes cooperar con esto, sabiendo que es posible sentir las lágrimas sin identificarse totalmente con el sentimiento.

Puedes sentir la rigidez de esas lágrimas cuando sabes que tú no eres esa miseria. Tú no eres esos patrones fijos. Tú eres el testigo que está reconociendo esos patrones y se está liberando de ellos.

Sé que es duro lo que estoy diciendo, pero necesario. Ten en cuenta que no podría contarte esto sin haber experimentado primero la dificultad de soltar los patrones fijos yo misma, al abrir esta zona.

Acuéstate. Pon las yemas de tus dedos en tu frente, en la zona de "Ser natural", punto 20. Toca con las yemas de tus pulgares el lado inferior de tus pómulos. Siente las zonas que estás tocando. Tus dedos están de frente a tus ojos.

Ahora, mira tu entorno por las aberturas de tus dedos. Siente que eres tú, mirando a tu alrededor.

Muchas veces no miramos bien, temiendo ser tomados desprevenidos por tantas impresiones. Trata de sentir que los dedos te mantienen protegido, que puedes mirar hacia afuera sin temor alguno.

Ahora, acuéstate sobre tu costado derecho. Flexiona tu pierna derecha.

Pon tu mano derecha en el lado inferior de tu pómulo derecho.

Pon tu mano izquierda en el punto 1, sobre el lado interior de tu rodilla derecha.

Siente ambas zonas.

Ahora, acuéstate sobre tu lado izquierdo, con la pierna de ese costado flexionada.

Pon tu mano izquierda en el lado inferior de tu pómulo izquierdo y tu mano derecha en el punto 1, sobre el lado interior de tu rodilla izquierda. Siente ambas zonas.

De esta manera conectamos nuestro actuar, la actitud que adoptamos en el mundo, con la inocencia de la primera profundidad.

También puedes usar tu olfato para abrir y limpiar este punto de energía.

Pon las yemas de tus dedos en el lado inferior de tus pómulos.

Imagínate un perfume que te gusta.

Inhala el aroma. Imagínate que el aire de la exhalación circula en la zona debajo de las yemas de tus dedos.

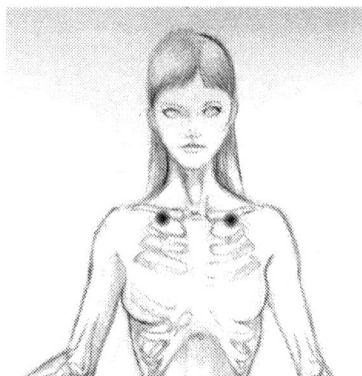

22. CONFIARSE

Puedes encontrar este punto justo debajo de tus clavículas. *Es una zona conocida para mí. Allí puedo sentir una energía sutil. Siento que puedo "respirar" en esta zona. Es distinto de respirar por la nariz, se trata del chi, del prana.*

Puedo sentir que estoy respirando el éter que me rodea.

Es en este lugar que puedo sentir que mi ser individual está conectado con el campo que todo lo incluye.

Cuando bloqueo esta zona, entro en una particular forma de arbitrariedad: se me antoja que la vida sea distinta de lo que ES.

Es bueno sentir este "respirar" de la energía sutil en este lugar.

Abrir la zona nos ayuda cuando queremos confiarnos.

Y al revés: confiarnos nos ayuda a abrir esta zona.

Las personas que han perdido los ánimos se han retirado de este lugar.

También la gente que teme puede mejorar al abrir estos puntos.

Pon tus manos en la zona que hay cerca de tus clavículas.

Siente el movimiento de la energía sutil debajo de tus manos.

Ahora, pon tu mano derecha justo arriba de tu codo izquierdo y la otra mano en el lado interior del fémur derecho.

Y después, al revés: pon tu mano izquierda justo arriba de tu codo derecho y tu mano derecha en el lado interior del fémur izquierdo.

Es una manera muy buena para que la corriente de la energía pueda descender en el cuerpo y así facilitar la apertura de los puntos 19, 20, 21 y 22.

Entonces, es importante hacer esto muy a menudo.

La tercera profundidad es la profundidad
de nuestro actuar en el mundo.
La manera en que podemos conciliar
nuestra libre voluntad
con los planos más profundos de nuestro ser
es una cuestión fundamental.

Toca una vez más con tus manos
la zona de tu frente que está
sobre tus cejas,
"Ser natural".
De ahí, pasa a la zona que está
debajo de tus pómulos,
"Renovarse".
Toca después la zona que hay
debajo de tus clavículas,
"Confiarse".
E imagínate después que
la corriente circula hacia la zona del
"Coraje del Amor"
y que sigue a
"La Voluntad de la Fuerza que me guía";
de ahí, a
"La puerta hacia el bienestar".
De esta manera conectas la tercera profundidad
con la segunda profundidad.
Puedes armonizar la tercera profundidad también
envolviendo tu dedo mayor.
El elemento éter pertenece a la tercera profundidad.

LA CUARTA PROFUNDIDAD

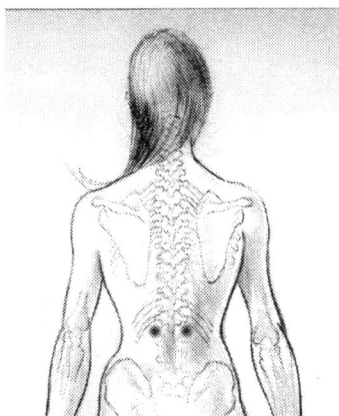

23. LA PAZ DE LA EXISTENCIA

Este punto está ubicado en el centro de tu espalda, a la altura de la duodécima costilla, a ambos lados de la columna vertebral. Se encuentra a la misma altura del punto 14 que está en la parte delantera de tu cuerpo. *Conozco muy bien el bloqueo de este punto.* Las señales de miedo que el cuerpo emite se originan aquí. Parece como si el miedo fuera la verdad. Es un miedo de causa indeterminada.

La reacción de combatir o escapar tiene que ver con esta región.

El miedo proviene de la sensación vaga de no estar en el lugar correcto.

Separamos la parte superior del cuerpo de la parte inferior cuando sentimos así. También rompemos la conexión que hay entre nuestra existencia física y el sentido de quienes somos.

Cuando en el pasado repetidamente nos hemos asustado, o cuando hemos vivido en condiciones traumáticas, nuestro cuerpo a menudo no vuelve a la confianza habitual en su correcto funcionamiento.

El cuerpo queda en estado de alerta, como si siguiera buscando la posibilidad de huir aunque ya la amenaza ha pasado hace tiempo.

Cuando sucede esto, el cuerpo está en estado de shock.

Comenzamos a esforzarnos y a dividirnos entre perfeccionismo y miedo. Nos adaptamos a lo externo y resistimos en nuestro interior. Hacemos una separación entre pensar y sentir y nos ponemos a pensar de manera excesiva.

Muy rara vez es necesario huir. Sin embargo, nuestro cuerpo permanece reaccionando de esta manera. Así, la conexión con la paz de nuestra existencia termina por ser quebrada.

Por lo general, será difícil que uno restablezca la confianza en la vida. Parece que el miedo es más real que la realidad misma y que no podemos hacer nada para evitarlo. Es como si, estando parados, quisiéramos levantar nuestros pies del suelo tirando de los cordones de nuestros zapatos.

¡Jin Shin Jyutsu da una solución!

Podemos recuperar las conexiones armonizando el punto 23.

De esta manera restablecemos la conexión entre el lado superior del cuerpo y el lado inferior, recuperando la conexión entre nuestra existencia física y la Energía que somos.

El miedo cede su sitio a la confianza.

Puedes poner tus manos a ambos lados de tu columna vertebral, en el centro de tu espalda. También haz contacto con el punto 2, justo por debajo, en la parte superior de tu cadera: "La paz de no saber".

Imagínate que la energía de "La paz de no saber" circula ascendiendo al centro de tu espalda.

La manera más fácil para restablecer la conexión entre la parte superior y la parte inferior del cuerpo es poniendo tu mano izquierda en tu hombro derecho, en el punto 3, y tu mano derecha en tu ingle derecha.

Quédate sentado en esta posición durante algunos minutos.

Después, pon tu mano derecha en tu hombro izquierdo, en el punto 3, y tu mano izquierda en tu ingle izquierda.

¡Qué diferencia hay cuando logro abrir esta zona para la circulación! Me siento fluir.

Me siento menos dependiente de mi medio ambiente. Por eso puedo abrirme de nuevo para recibir comentarios constructivos de mi entorno acerca de la forma de este libro.

Los fantasmas han desaparecido.

La cuarta profundidad consiste en sólo un punto:
el punto 23, en el centro de la espalda.
Es un lugar importante para muchas personas.
Perdemos la confianza en nuestro funcionamiento
cuando está bloqueada esta zona.
Entramos en estrés.
Perdemos la conexión
entre la parte superior e inferior de nuestro cuerpo.
Perdemos la conexión entre nuestra existencia física
y la Fuente de nuestra vida.
Entonces, es importante restablecer la conexión en esta
zona.
Después, la vida fluye a través de nosotros.
Puedes abrir la zona también envolviendo tu dedo índice.
El elemento agua pertenece a esta profundidad.

LA QUINTA PROFUNDIDAD

24. COLOCARSE Y ACERCARSE

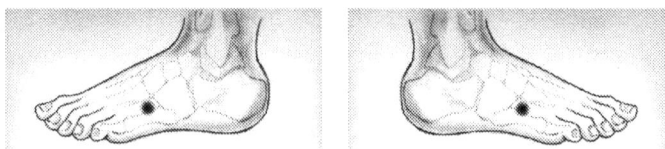

Este punto está ubicado en el lado superior del pie, en la prolongación del paso del dedo meñique y el anular. Está a la misma altura en la parte superior/exterior del pie que el punto 6 en el lado inferior/interior de la cavidad del pie.

Cuando me acerqué a este punto por primera vez, pude sentir que la energía siguió a mi atención. La energía se presentó ante mí del mismo modo que el agua llenando un barril.

Me llega la conciencia de ser sólo un eslabón anterior a mis hijos, así como mis padres son el eslabón anterior a mí.

El alma encarna en la Tierra a través del cuerpo de la madre temporal.

Tocar este lugar de mi pie resultó en movimientos pequeños de éste que me dieron una sensación de sanar. Fue el sentimiento de llegar a mi casa, justamente por atreverme a salir de la casa.

Siéntate y pon tu pie izquierdo en el asiento. Pon las yemas de los dedos de tu mano izquierda en el lado exterior de la planta de tu pie, mientras que exploras el lado superior/exterior de tu pie.

Tómate tu tiempo para sentir esta zona. Puedes tocar el punto 6 en la cavidad de tu pie con tu mano derecha.

O, si no logras alcanzar la zona, puedes pedir a una persona de confianza que toque ese lugar de tus pies de manera sutil.

A menudo, buscamos lo espiritual en lo Alto. O en nuestros pensamientos. Entonces nos retiramos de la Tierra. Es justo al acercarnos a la Tierra que encontramos nuestra presencia.

También puedes tocar con tu mano derecha el lado inferior del dedo gordo de tu pie.

Por último, envuelve con tus manos los puntos a ambos lados de tu tobillo izquierdo, los puntos 5 y 16. Así llevarás la corriente de energía vital a tu pie izquierdo.

Después, haz lo mismo con tu pie derecho. Ponlo sobre la silla. Pon las yemas de los dedos de tu mano derecha sobre la planta de tu pie, mientras examinas la zona superior, punto 24, con tu pulgar. Toca con tu mano izquierda el punto 6 en la cavidad del pie.

También puedes tocar con los dedos de tu mano izquierda el lado inferior del dedo gordo de tu pie.

Finalmente, envuelve con tus manos los puntos que hay en el lado derecho y en el lado izquierdo de tu tobillo derecho, los puntos 5 y 16.

De esta manera llevarás la corriente de energía vital a tu pie derecho.

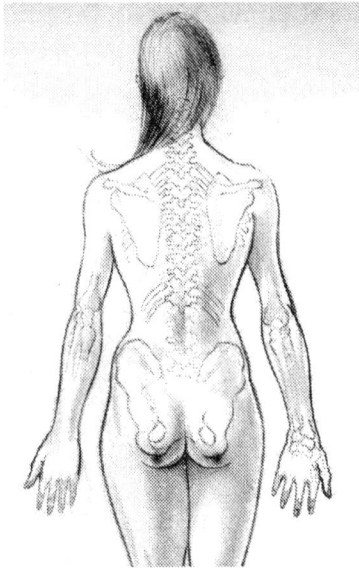

25. Origen sagrado

Puedes encontrar este punto en el lado inferior de tu cadera.

Abres esta zona cuando, estando sentado, pones tus manos debajo de tus glúteos.

Este lugar está conectado con todas las profundidades, con todos los niveles de nuestro ser.

Noto que me duermo algunas veces, sentada, mientras que estoy apoyada sobre una de mis manos y sosteniendo un libro en la otra.

Aun este mismo día, un incidente pequeño basta para provocar un incendio con llamas que igualan a un fuego artificial. Un cohete enciende al otro. No estoy para razones.

Entonces, esta zona tiene que ver con el elemento fuego.

Cuando, la siguiente mañana, pongo mis manos de nuevo debajo de mis glúteos, puedo sentir la energía ascendiendo por el centro de mi espalda: desde mi rabadilla hasta mi cabeza.

La paz ha vuelto. También siento más contacto con mi verdadera Voluntad. Tal vez puedo prevenir la rebeldía futura desde la verdadera Voluntad.

Envolver el dedo mayor puede ayudar también a abrir la zona.

Igualmente puedes cubrir el dedo mayor y el dorso de una mano con la otra mano, los dedos apuntando en la dirección de tu muñeca, tocando el lado inferior de tu dedo con el pulgar.

Con tu mano izquierda debajo de tu glúteo izquierdo y tu mano derecha en tu hombro izquierdo, en el punto 3, puedes armonizar una zona grande.

Hazlo después con tu mano derecha debajo de tu glúteo derecho y tu mano izquierda en el punto 3, en tu hombro derecho.

Tal como lo siento, estoy cerca de mi Origen en la zona de mis glúteos.

Un Origen cuya Fuente no conozco.

La Fuente sigue siendo un misterio.

Por esto le doy el nombre "Origen sagrado".

26. El humano pleno

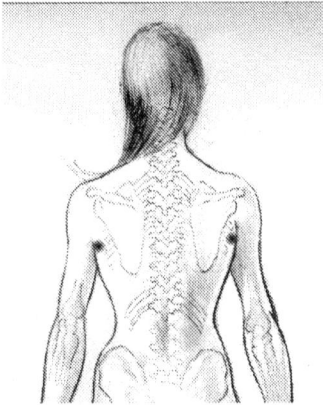

Este punto está en la espalda, en el lado exterior de tus omóplatos, debajo de tus sobacos. Puedes tocar los puntos cruzando tus brazos sobre tu pecho. Con las yemas de tus dedos encuentras la zona blanda que hay al lado de tus omóplatos.

También puedes tocar ambos puntos por separado. Posiblemente obtengas de esta manera una mejor sensibilidad para la zona que estamos buscando.

Al principio no fue fácil para mí contactar el punto. Me costó mucho esfuerzo llegar allí. No fui lo suficientemente suave al tocarlo.

Es una zona sutil donde puedo sentir tanto mi ser humano como la energía cósmica que fluye a lo largo de mi cuerpo.

Es un punto vasto. Puedo sentir que desde ahí fluye amor a mi cuerpo.

Experimento la importancia de discernir y vivir mi individualidad, mi unicidad, de modo que termino reaccionando mucho a mi entorno.

Experimento que puedo aprender a dejar el miedo y la lucha del otro con él. Así permito que mi compasión siga fluyendo, mientras mantengo la paz.

Para abrir esta zona, ayuda mucho si envuelves todos tus dedos uno a la vez.

Siento que la energía circula descendiendo por mi cuerpo.

Pon una mano en tu corazón y la otra en tu centro. Imagínate que la energía desciende desde tu corazón hacia tu vientre. Ahora, pon tus manos a ambos lados de este último.

Siente tu calidez como el ser humano que eres.

En la quinta profundidad, podemos sentir
la conexión con la Energía que precede
a nuestra existencia.
Es la profundidad del corazón,
de la compasión,
del ardor.
Es aquí donde podemos pedir ayuda,
cuando ya no podemos encontrar
las respuestas por nosotros mismos.
Es aquí donde podemos pedir ser envueltos
por una vestidura de Luz
para ser protegidos contra las enfermedades del mundo.
Para que podamos sentir que estamos en el mundo,
pero no somos del mundo.
Desde esta profundidad, podemos sentir lo caluroso
de nuestra vida como ser humano.
Sostenemos la apertura de esta profundidad
envolviendo el meñique.
El elemento fuego pertenece a la quinta profundidad.

LA SEXTA PROFUNDIDAD

El humano naciente

La sexta profundidad es el estado que precede a la vida en la Tierra.

Puedes armonizarla poniendo los dedos o el pulgar de una mano en el centro de la otra mano.

No hay cierres de energía específicos en esta profundidad.

O bien: todos los cierres de energía son aplicables aquí.

Vagamente, siento la autoconciencia para ser capaz de escribir acerca de esta profundidad. Sin embargo, me pongo a leer todo tipo de libros para inspirarme. Temporalmente, olvido que no podré encontrar mi conexión con esta profundidad en un libro.

En este momento, mi mente se llena con pensamientos.

Incluso siento que me gustaría más comenzar con la novena profundidad y después volver a la sexta.

A fin de cuentas, me desprendo y le echo el ojo a un libro que me deleita. Mi corazón sigue el ritmo.

Mientras tanto, pongo a menudo los dedos de una de mis manos en el centro de la otra.

En la noche, siento que la energía sube desde mi rabadilla a lo largo de mi espalda hacia mi cabeza. Después, la siento en mi cara. Y al final, siento una pulsación a la altura de mi estómago. Es como la postura del feto.

El humano naciente. Sin la distracción de las circunstancias de entonces.

Me pregunto si será posible sentir mi edad adulta en esta posición.

Mi intuición me cuenta que este estado abarca a toda vivencia.
Me pregunto cuáles son las experiencias que traigo a esta vida.
Recibo como respuesta: "Traes una apertura hacia las circunstancias".

También puedes armonizar esta profundidad poniendo la palma y los dedos de tus manos unos sobre otros. Desde antaño, esto es un gesto de reverencia.

Así nos armonizamos con la sexta profundidad.

La sexta profundidad está relacionada con el diafragma
y el ombligo.
El ombligo es el lugar donde hicimos la primera conexión
con nuestro entorno.
Es en este lugar donde aún estamos conectados
con nuestra Fuente
y simultáneamente con el mundo.

LA SÉPTIMA PROFUNDIDAD

EL ALTIPLANO

No más gestos de las manos. No más cierres de energía.
No hay nada más que confiarme en las señales de la Vida.
La paz que me acompaña cuando me levanto se hunde en el
curso del día.
Quehaceres domésticos y la perspectiva de aun más quehaceres
domésticos ocupan mi mente.
Hasta que me doy cuenta de que puedo volver a la vibración de
la energía que soy, a pesar de los contratiempos domésticos.
Me doy cuenta de que la resistencia contra los procedimientos
diarios podría constituir el bloqueo de la séptima profundidad.
La posibilidad de volver voluntariamente a la vibración que soy
me quita de los quehaceres de todos los días.
La vibración que es la base de mi existencia me ofrece la estruc-
tura para no resultar tan afectada por las circunstancias.
Al mismo tiempo, ése es el nivel donde puedo enterarme de la
séptima profundidad.
La satisfacción ha vuelto, el estancamiento ha pasado.
Estoy en mi elemento, porque puedo ocuparme con la "materia"
que me fascina.
La energía vuelve a mi vida. Todo cuadra de nuevo.
Las "preocupaciones" se derriten como la nieve bajo el Sol.
De noche, tengo la impresión de que me encuentro en un alti-
plano: la séptima profundidad. Puedo mirar hacia el valle, a la
vida en el mundo.
Simultáneamente, me siento conectada con el Origen.

El Origen es intenso y ardiente.

Noto que me distingo del Origen como energía femenina.

La energía femenina es como la Luna reflejando la luz del Sol.

¿Soy solamente una reflexión o tengo mi propia personalidad?

No me siento aún del todo cómoda. Temo que perturbaré la Creación con mi Fuerza. ¿Cómo puedo transformar este miedo?

¿Cuál es la diferencia entre mi energía y la Energía del Origen?

La diferencia más importante es la forma de ser del Amor.

La pasión ardiente de lo masculino difiere de la fuerza femenina de la dedicación.

Pido por el elemento agua para atemperar la fogosidad.

También pido por la recuperación del elemento femenino.

Me llega la conciencia de que puedo elegir de un campo de posibilidades en este altiplano.

La séptima profundidad parece un puente, un altiplano,
entre el mundo físico y el mundo espiritual.
Imagínate que estás de pie en un altiplano.
Por un lado ves el valle, donde está el mundo manifiesto.
Al otro lado está el amorfo,
el campo de las posibilidades.
Examina qué necesitas para curarte.
Puedes pedirlo.

LA OCTAVA PROFUNDIDAD

La Creación

Hacia el fin del día tengo frío. Estoy cansada, me siento algo estresada.

Un jersey grueso no puede calentarme.

Enseguida me doy cuenta de que mi estado tiene que ver con mi esfuerzo por describir la octava profundidad.

Prometo a mi cuerpo que no iremos a la octava profundidad. Mi cuerpo no lo puede aguantar.

Creí que a medida que avanzaba hacia lo amorfo sería cada vez más caluroso el camino, pero veo que se hace cada vez más frío.

No importa si no puedo escribir acerca de la octava profundidad. Por el momento, no me presiono y me abrigo de manera agradable.

Cierro la puerta hacia afuera, enciendo una lámpara y algunas velas, pongo música, me sirvo una copa de vino y un trozo de queso. Los placeres terrenales me hacen bien, incluso muy bien.

Estamos en el sur de España.

Por la noche, el rugir del océano me da miedo. Temo que cada movimiento mío pueda perturbar el equilibrio inestable de los mares.

Pregunto al Creador sobre todo esto: "¿Qué es lo que puedo hacer para ayudar?". La reacción me indica que debo apartar mi atención del Creador y que debo dirigirme a lo creado.

Siento que mi rendición se profundiza.

La cuestión de si debo o no escribir está tornándose menos importante.

Me da la impresión de que la Fuerza creadora está en una posición como de spagat, se bifurca para equilibrar el polo de la expansión ilimitada de lo creado y el polo de cada vez más concentración hacia el cero absoluto.

Me invade un pensamiento: quizás el "cero absoluto" no sea tan absoluto.

Las partículas, a nivel cuántico, no siguen las leyes físicas que habitualmente utilizamos.

Las partículas cuánticas siguen la voluntad de la Fuerza creadora.

Me dirijo al océano y pregunto qué puedo hacer para ayudar.

Me inunda un sentimiento de que no debo dejarme llevar por el miedo. En vez de eso, puedo disfrutar de lo creado.

Esto es lo mejor que puedo hacer.

Acuéstate sobre tu espalda.

Pon tus manos a diez centímetros debajo de tus clavículas, en el punto 13: "El coraje del Amor".

Ahora, pon ambas manos sobre tus costillas inferiores, en el punto 14: "La Voluntad de la Fuerza que me guía".

Después, lleva tus manos a ambos lados de tu vientre.

Examina qué es lo que te gustaría realizar.

Busca el modo de imaginar que tu deseo es ya una realidad.

Un deseo en el plano mental es más fácil de realizar que un deseo en el plano físico.

La libertad de la voluntad es un tema importante en el mundo espiritual.

La octava profundidad es amorfa.
Aún hay posibilidad de mutua comunicación.
Allí, la Voluntad de la Fuerza creadora y nuestra voluntad
libre están muy cerca una de la otra.
Empiezo a creer que hemos sido creados según Su imagen
y semejanza.
Por último, escucho palabras sin sonido.
Penetran tan despacio en mi mente, que inicialmente
pienso que no conducen a nada.
Escucho:
"Co-mu-ni-ca-do im-por-tan-te:
la Luz irradia en todos".
¿Dónde?
"En el núcleo.
El núcleo está conectado
con el núcleo de todo."

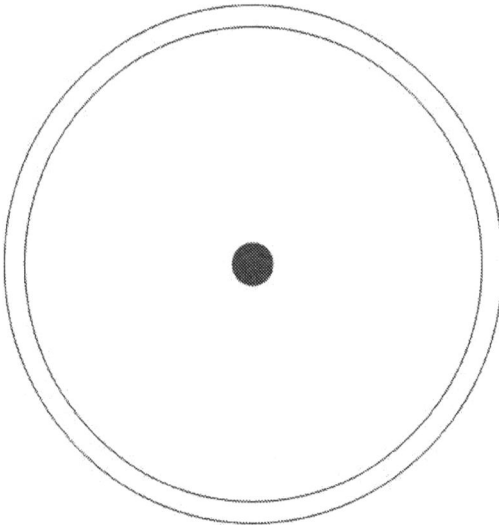

LA NOVENA PROFUNDIDAD

Unidad

No tengo dificultades iniciales antes de describir la novena pro-
fundidad.
Sé que no podré deshilvanar más de este Misterio.
El Misterio puede seguir siendo un misterio.
No puedo hacer nada más que describirlo indirectamente.
¿Ves esta luz tan bella del atardecer?
La luz del faro ¿la puedes ver?
¿Y la gaviota que vuela magníficamente en dirección del Sol
poniente?
¿Y ese lanchero que pasa lentamente hacia el puerto, con una
luz encendida?
Mi compañero en la vida, que siempre está cerca de mí, añade:
"¡Mira esas nubes oscuras que hay allí!".
Siento, verdaderamente, una profunda reverencia por todo lo
creado.
Enciendo una vela, sabiendo que no hace falta nada más que
aceptar el milagro de la Creación.

Ahora, te obsequio este texto que llamo "La cuenta del hombre".

Con él, recordarás fácilmente los nombres de todos los puntos sin perder la esencia de la verdad contenida en ellos y su función.

La cuenta del hombre

En el campo dormido de las posibilidades surge movimiento:
el primer movimiento.
Aún completamente en *la paz de no saber,*
vive en *armonía.*
Con eso abre *una ventana hacia la eternidad.*
Del *ser íntimo*
recibe *el consentimiento*
de mantenerse en *conexión*
mientras prosigue en *el campo de las posibilidades*
en la dirección del *ser independiente.*
Es un *tierno inicio,*
con tanta *libertad de movimiento,*
más allá de los patrones.
Con *el coraje del Amor*
y propulsado por *la Voluntad de la Fuerza que lo guía,*
abre *la puerta hacia el bienestar.*
El fundamento está realizado.
Su *intuición* le sirve
para desarrollar *conciencia y conciencia de su cuerpo,*
y la noción de ser *en el mundo, pero no del mundo.*
Por eso puede vivir como *ser natural.*
En un proceso de *renovarse y confiarse,*
mantiene *la paz de la existencia.*
Colocándose y acercándose se dirige
al *Origen sagrado.*
Encuentra al *humano pleno,*
el humano naciente.
Llega al *Altiplano*
de *la Creación*
y vuelve a la *Unidad.*

Atlanterra, 7 de septiembre de 2005

Un nuevo inicio

27. Familiaridad

He terminado de escribir.

Estamos en camino desde el sur de España hacia Holanda.

Intentamos viajar durante siete días.

Algunas veces, intentaremos quedarnos dos noches en el mismo lugar.

El paisaje es tosco, encantador, extenso, vacío. Es bellísimo y trae a la memoria recuerdos de viajes anteriores a través de este país.

Sin embargo, después de unos días, a mi interior le gustaría volver a casa tan rápido como fuera posible, pues, como decimos en Holanda: "Extraño el olor de mi establo".

Mi corazón me incita a viajar despacio y a disfrutar del camino.

Me alegro con esta inspiración y me siento inclinada a no apresurarme.

De nuevo, puedo gozar del lugar donde estoy.

Algunos días después, alrededor de las nueve de la noche, al buscar un sitio para comer bien en las callejuelas de Pamplona, me encuentro cansada y desplazada en este entorno urbano.

¿Cómo me puedo recuperar?

No lo sé, y pido ayuda.

A la mañana siguiente, en una cama extraña de un hotel, me despierto con un gesto que voy a describir ahora.

El gesto me ayuda a sentir la conexión entre mi existencia en el mundo y la intimidad de la primera profundidad.

Mañana, cuando te despiertes, ponte sobre tu costado izquierdo.

Pon un dedo de tu mano izquierda debajo de tu ventana nasal.

Pon tu mano derecha en el lado interior de tu rodilla izquierda, en el punto 1: "El primer movimiento". Huele tu olor corporal.

No es necesario hacerlo de forma activa. Deja que el perfume suba a tu nariz y siente cuál es el efecto para ti.

Puedes usar además otros dedos, o dos dedos, uno delante de cada orificio nasal.

Huele también el perfume de la espiración.

Después, extiende tu olfato al dorso de tu mano. Juega con ello.

Podemos abrirnos cuando estamos en un ambiente natural. En ese momento respiramos el aire, el éter, que nos rodea y nos atraviesa.

Cuando no nos sentimos como en nuestra casa, se vuelve más difícil sentirnos conectados.

El "ejercicio" arriba mencionado puede ayudarte a encontrar el camino para sentirte "en tu casa" nuevamente.

Más allá de los puntos

28. El centro

Hay un punto que no tiene sustancia en sí mismo.
Existe por la gracia de su posición como núcleo.
Es el centro.
Imagínate una bola. El núcleo de la bola en sí no tiene sustancia.
El núcleo debe su "existencia" a que ocupa el lugar central.
Pon una mano en el lugar que hay justo debajo de tu ombligo.
La otra en tu espalda, en tu columna vertebral, a la altura de tu cadera.
Las palmas de tus manos dirigidas una a la otra.
Siente la zona entre tus manos.
Allí se encuentra tu centro, tu núcleo.
Es el núcleo de tu conciencia.
El núcleo de la conciencia nos regala la Vida.
El núcleo de la conciencia nos regala la capacidad de mover Energía desde nosotros mismos, la capacidad de crear nosotros mismos.
El núcleo no es solamente el núcleo de nuestro cuerpo.
El núcleo de ti y de mí es también el núcleo de la extensión de nuestro alrededor.
El núcleo no tiene un lugar fijo.

EL RITMO

29. LA ONDULACIÓN

Antes de comenzar a escribir este libro, sentía una energía caótica.

La energía quiso extenderse en todas direcciones y contactarse con el mundo a su alrededor. Fue una Fuerza expansiva.

Aquella Fuerza tomó su forma en este libro.

Ahora, siento que la energía se retira en sí misma.

El desplegar, el extender se ha dado la vuelta en un movimiento hacia el interior.

Ahora es una Fuerza que se une.

Cuando fluyo con esta Fuerza, me va bien.

Me siento un humano bendito.

Siente cómo es para ti retirarte en el silencio, cómo es para ti contener tu inquietud.

En lugar de convertir la inquietud en acción, buscas el vacío del silencio.

Una vez que logres hacer esto, notarás que el vacío del silencio está lleno de vida.

El vacío del silencio llega a ser el espacio en el cual la Vida se manifiesta.

CO-CREACIÓN

30. Influencia

Los últimos días, percibo vagamente que mi actuar no está enteramente en concordancia con la integridad que siento en mi interior.

Esto es confuso aun cuando he aceptado que no puedo ser perfecta y esto me ha devuelto la integridad por un tiempo. Encuentro una nueva separación. Una capa más profunda de patrones de conducta sigue operando. Me pregunto si, además de percibir la energía de los puntos, también puede mi conciencia influir en ellos.

Ahora entiendo que los puntos de energía también son entradas.

Son entradas para que mi mente pueda influenciar a mi sentimiento, a mi cuerpo. También funciona a la recíproca.

Nuestros cuerpos son almacenes de experiencias y de patrones. Todo lo que hemos vivido está allí almacenado como memoria.

Aun las vivencias de las generaciones que nos preceden son transmitidas a través de nuestros cuerpos.

A causa de estas memorias volvemos a repetir patrones antiguos.

La repetición a menudo es inconciente.

A causa del encierro no nos puede llegar algo nuevo. No pueden soplar aires de cambio hasta el momento en que tomamos conciencia del hecho de que, en espíritu, somos co-creadores.

Examina, para ti mismo, qué valores consideras importantes: el amor, la belleza, la verdad, la integridad, la confianza, el dinamismo, la fuerza, la paz.

El número de posibles valores es muy grande.

Busca un lugar en tu cuerpo al que le haga falta atención.

Haz contacto con el punto y con la zona alrededor de él.

Siente que con tu mente puedes influenciar a tu cuerpo y a tu sentir.

Imagínate que puedes poner en contacto el valor que has elegido con el punto de energía.

También puedes imaginar que el valor adquiere un color.

Siente cómo reacciona tu cuerpo. Tómate mucho tiempo para percibirlo.

Puedes hacer algo similar al envolver un dedo.

Ten en mente un valor que para ti sea importante.

Imagínate que inspiras la energía del valor por el dedo que estás envolviendo.

Imagínate que, al espirar, la energía se extiende en tu cuerpo.

Percibe la reacción en tu cuerpo.

31. PLENITUD ÚNICA

A mi parecer, el cuerpo es el lugar donde nuestra conciencia puede cambiar de manera duradera. Los puntos funcionan en este caso como torbellinos por donde se pueden mover la energía y la conciencia.

Hagamos contacto con todos los puntos una vez más, al efecto de experimentar la energía necesaria para curarnos.

El cuerpo mismo lo indicará, igual que un niño que puede apuntar dónde quiere recibir los besos y dónde hay que cubrir con tiritas sus lastimaduras.

El resultado de la buena influencia de la energía lo podremos percibir porque sentiremos el fluir de la energía en la zona, o porque nos sentiremos más a gusto al tocar ese punto.

NATURALEZA ÚNICA

*El primer punto que contacto es el que está en el lado interior
de mi rodilla.
Las palabras "naturaleza única" me llegan.
Me imagino que absorbo la energía de mi naturaleza única
en el lado interior de mis rodillas.*
Acuéstate y haz contacto con el punto
en el lado interior de tu rodilla.
Pregúntate cuál es la cualidad de la energía que necesitas allí.
Imagínate que inspiras este tipo de energía por medio
de este punto.
En la espiración, imagínate que la energía surge del punto
y se dispersa en la zona de tu rodilla.
Continúa haciéndolo algún tiempo mientras percibes
tu cuerpo.
Después, repite lo mismo al otro lado.

**Desde la época de nuestra estancia en la matriz,
ya existe esta naturaleza única.
Cuando hay señales en nuestro entorno que nos indican
que algo no se encuentra bien,
nos apartamos de ese estado natural.
Nuestra naturaleza única nunca desparece.
Podemos volver hacia ella.**

BONDAD FUNDAMENTAL

*No es fácil descubrir qué cualidad de energía necesita
el punto 2.
Es que el punto mismo no tiene voz.
Concluyo que el punto no necesita nada más que
reconocer y admitir la energía tal como es.
Debo pasar por etapas donde debo presionarme
antes de ser capaz de liberarme de este patrón.
Es así como la energía que nos precede a ti y a mí
se encuentra allí.
La bondad fundamental que precede a cualquier forma
de realizar.
Permito que el reconocimiento de la bondad fundamental
aumente
en los puntos que hay en el lado superior de mi cadera.*
Me gustaría regalarte esto a ti también.
El reconocimiento de la bondad fundamental
de tu existencia.
Tu existencia, exactamente como es.
Sin presión ninguna desde afuera.
Imagínate que una mano tierna calienta el lado superior
de tu cadera.
Ahora, imagínate que inspiras
y espiras bondad fundamental
en este lugar de tu cuerpo.

LA INTEGRIDAD PROFUNDA DE LA ESENCIA

El punto mencionado aquí,
entre el lado superior del omóplato y la columna vertebral,
tiene que ver con el motivo que me impulsó a
escribir el capítulo "Co-crear".
El punto está en discordancia cuando concedemos más
importancia
al interés de la otra persona que a la relación con nosotros
mismos.
De esta manera perdemos la relación con nuestra esencia.
Y con la del otro.
A través de este punto podemos aumentar
nuestra inmunidad a la reacción del otro.
Haz contacto con el punto que está
entre el lado superior de tu omóplato y la columna vertebral.
Siente cómo es allí.
Quizá puedes sentir una suavidad, o un flujo.
Conéctate con esto.
Después, repite lo mismo al otro lado.

-4-

CONFIARSE

Cuando pongo mis manos en el borde inferior de mi cabeza,
puedo sentir lo tensos que están los músculos del cuello en el
lugar donde se fijan al cráneo.
La tensión es innecesaria, porque mi cabeza podría apoyarse
en el cojín por su propio peso.
No hace falta que los músculos de mi cuello trabajen
excesivamente.
No tengo que sostener mi cabeza en este lugar.
Acuéstate sobre tu espalda y pon un dedo de cada mano
en el lugar de la implantación de tu pelo,
al lado derecho y al lado izquierdo de tu columna vertebral.
Imagínate una mano que, con dulzura, abre la zona a través
de tus dedos.
Confíate a la mano tierna del Amor.

CONSENTIMIENTO SEGURO

En el punto próximo,
que está en la cavidad debajo del lado interior de mi tobillo,
descubro que hay una diferencia
entre el lado derecho y el lado izquierdo.
Mi mano se dirige primero al lado interior
de mi rodilla derecha.
Siento que necesito el consentimiento, desde este lugar,
para permitir un aumento de agilidad
en la zona suave debajo de mi tobillo.
Necesito una especie de consentimiento de mi padre
para sentirme capaz de vivir mi propia corporalidad.
Hay también un tipo de tensión, en el lado interior
de mi pantorrilla,
que podría solucionar de esta manera.
Pon tu mano derecha en el lado interior
de tu rodilla derecha.
La mano izquierda en la cavidad que hay
debajo del lado interior de tu tobillo derecho.
Imagínate que puedes dar consentimiento seguro
desde tu rodilla para vivir tu corporalidad.
Deja circular este consentimiento hacia abajo,
a lo largo de tu pantorrilla,
hacia la cavidad debajo de tu tobillo derecho.
Me puedo imaginar que hay una diferencia entre hombres
y mujeres.

Podría ser que el miedo de una mujer tenga que ver
con el miedo a mostrar su corporalidad.
El miedo de los hombres podría estar relacionado
con el miedo de una gran rivalidad con el padre.
En el lado izquierdo puedes imaginarte que
el símbolo de una madre
te da consentimiento seguro para vivir tu propia vida.
Los hijos deberían ser acompañados en el proceso de confiar
en su propia corporalidad,
logrando independencia de la madre.
A veces es difícil para la madre cumplir esta función.
Está vigente tanto para hombres como para mujeres
a los que les falta el consentimiento seguro de soltar
a la madre y moverse en dirección a una vida autónoma.
Pon tu mano izquierda en el lado interior
de tu rodilla izquierda.
Tu mano derecha en la cavidad que hay debajo de
tu tobillo izquierdo.
Date consentimiento seguro de vivir tu propia corporalidad
en dirección hacia tu independencia.
El lado interior de tu pantorrilla derecha también necesita
este sentido de consentimiento seguro.

Surge en mí una visión propia de los chakras,
los centros de energía que hay en el cuerpo.
El tercer chakra, en el centro, es el núcleo.
Alrededor se mueven el cuarto chakra, del corazón,
y el segundo, del vientre,
en un baile dinámico entre Amor y deseo.
De esta manera la rueda de la vida se mantiene girando.
El quinto chakra, en la garganta,
y el primero, en la pelvis,
cooperan para manifestarse en el plano físico.
El sexto chakra es la visión interior,
mientras el chakra cero se encuentra en las rodillas.
En el chakra cero comienza el movimiento de
lo que ve la visión interior.
Por último, está el séptimo chakra, el hombre espiritual,
y el chakra "menos uno", en los pies:
el hombre espiritual, profundamente enraizado
en la tierra.

-6-
APROBACIÓN SEGURA

Necesito, según mi experiencia, que el punto en el lado interior
de la cavidad de mi pie reciba aprobación segura.
La aprobación mía de seguir mi propio camino de la vida.
Me tomo amplio tiempo para experimentar cómo es la sensación
de responsabilizarme para lograr mi propia aprobación.
Surge mucho miedo al vivir verdaderamente
mi propia corporalidad.
Es un surco profundo en la memoria celular que precede
a mi vida
y a la vida de muchos otros.
Pon una mano en la cavidad que hay debajo
del lado interior de tu tobillo
y busca con los dedos de tu otra mano el punto
en el lado interior de la cavidad de tu pie.
Tómate tiempo para experimentar cómo puedes aprobar
tu propio camino de la vida.
Haz después lo mismo con tu otro pie.
¿Hay una diferencia entre el lado derecho y el lado izquierdo?

El día siguiente

A fin de cuentas, algo todavía no está bien.
El punto en la cavidad de mi pie necesita alguna cosa más.
Pregunto qué podría servir a esta zona para sanar.
La respuesta es: "El cuerpo es la sede de tu conciencia".

Dejo profundizar la frase en mí:
"El cuerpo es la sede de tu conciencia."
Me dice que no soy mi cuerpo sino que vivo en mi cuerpo.
Pregunto: "Entonces, ¿cuál es mi función?".
"Observador."
Concluyo que mi cuerpo es la posición desde donde observo.
Un lugar que no debe ser ocupado por otros.
Con esto puedo seguir.

SINTONÍA SEGURA

Cuando pregunto al punto siguiente,
que está debajo del dedo gordo de mi pie derecho:
"¿Qué necesitas?",
recibo una reacción muy rápida:
"Esta pregunta".
Dejo profundizar la respuesta en mí.
Concluyo que el punto debajo del dedo gordo de mi pie indica
que debo sintonizarme con mi necesidad.
Que debo preguntarme qué necesito.
Para verdaderamente vivir la propia corporalidad,
hace falta sintonizarme con mi necesidad
en vez de vivir los patrones antiguos de adaptarme al otro,
que es lo que percibo como más fuerte en mí.
En la niñez, probablemente fue necesario adaptarme.
Siendo adulto, es importante emprender la vida propia.
Sintonizar con la propia necesidad facilita este proceso.
Con los dedos de tu mano derecha puedes coger las
cavidades que hay a ambos lados de tu tobillo derecho,
mientras coges con tu mano izquierda
el lado inferior del dedo gordo al lado derecho.
Busca una manera de sintonizar con el punto que está
debajo del dedo gordo de tu pie derecho.
Sentir contacto con el punto debajo del dedo gordo
de mi pie izquierdo
es más difícil.

Encuentro todo tipo de mecanismos de defensa:
pérdida de ánimo, insignificancia, negligencia, indiferencia.
Es fácil pasar por alto el punto, como si no tuviera valor alguno.
Afortunadamente, decido perseverar y volver a sintonizar
el punto.
Finalmente, me llega una palabra en español.
Es la palabra "destino".
Sé por experiencia que vivir verdaderamente el propio destino
es casi idéntico a sintonizar con la propia necesidad.
¿Cuántas mujeres me han precedido que subordinaron la
vivencia de su propio destino a las personas que las rodearon?
He absorbido esta actitud en mis células como una esponja.
Busca una manera para lograr la sintonía segura con el punto
que está debajo del dedo gordo de tu pie izquierdo.
Hace falta coraje para verdaderamente vivir
la propia individualidad.
Es cada vez más fácil volver a la aparente seguridad
de la simbiosis.
Sintoniza de manera segura el punto
debajo del dedo gordo de tu pie izquierdo.

8

Apertura a la vida

Tengo la sensación de que este punto a veces está cerrado en mí.
En tal momento, vivo más bien dentro de patrones impuestos
que en la verdadera vida que hay en mí.
Me siento sintonizada y en armonía cuando escribo,
cuando coopero con gente artística,
cuando me necesitan como terapeuta.
En tal momento, estoy en el flujo de mi vida.
Pero todavía hay muchas fuerzas que lo obstaculizan.
En este momento, me siento en silencio y en el no saber.
¿Qué sientes tú cuando tocas el punto
que está en el lado exterior de tu rodilla?
¿Puedes sentir una vibración ligera, algún movimiento?
Siente cómo podrías alentar la vida en este lugar.

9

Confianza en uno mismo

Ayer, me faltó el coraje de seguir con la descripción de los puntos.
Anoche, la confianza se restableció.
Pregunto a mi saber qué fuerzas me obstaculizan.
La respuesta suena así:
"Las fuerzas en la Tierra son opuestas a las fuerzas espirituales.
En la Tierra, el yo es importante, en lo espiritual, el Tú.
Esto puede confundir al alma.
El alma es el camino de conexión entre el yo y el Tú".
Pido al Tú que bendiga a mi yo en la Tierra.
La falta de confianza en uno mismo es lo que bloquea
de este punto.
El punto que está entre el lado inferior de tus omóplatos
y tu columna vertebral.
Acuéstate sobre tu espalda.
Flexiona tu pierna derecha,
de tal manera que estés inclinado hacia tu costado derecho.
Busca con los dedos de tu mano izquierda el punto
entre el lado inferior de tu omóplato derecho
y tu columna vertebral.
Siente esta zona.
Imagínate que inspiras y espiras confianza en ti mismo
en este lugar.
Dirígete después hacia el otro lado.
Flexiona tu pierna izquierda,
de tal manera que estés inclinado hacia tu costado izquierdo.

Busca con los dedos de tu mano derecha el punto
entre tu omóplato izquierdo y tu columna vertebral.
Siente esta zona.
Imagínate que inspiras y espiras confianza en ti mismo
en este lugar.

Capacidad de amar

Ayer, recuperé la confianza para continuar escribiendo
este libro.
Reconocí que escribir este libro es parte de mi camino.
Encontramos ayer a las personas que me habían hablado
por primera vez del Tzolkin, el calendario sagrado de los mayas.
Mi sentido profundo de poder contribuir algo con eso,
por ayudar a la gente a sentir la sabiduría de los mayas
en su cuerpo,
encontró apoyo por el contacto con ellos.
Ellos también viven esta sabiduría.
Antes de eso me acompañó un profundo escarnio,
no tanto por lo que escribo,
sino por el pensamiento de exponerme con mi escrito.
Después de todo, recién termino de publicar un libro,
¿y ahora ya comienzo a escribir algo tan diferente?
¡Aquella mujer debe estar obsesionada!
Un miedo profundo me acompaña.
Es como un miedo a ser quemada en la hoguera
cuando publique este libro.
Es un miedo como el que tenían las mujeres en tiempos antiguos
cuando mostraron que fueron brujas.
Fueron proyecciones mías que bloquearon la confianza
en mí misma
y el funcionamiento de mi cuerpo.
Ayer, se despejó este bloqueo de confianza,

Joos Bouwmeester

que actuó sobre el punto 9 como
miedo a exponerme con el resultado del escribir.
El bloqueo fue resuelto por "casualidad",
por el contacto con una realidad reconfortante.
Eso no es realmente casualidad, es sincronismo:
es la conciencia de que todo está relacionado con todo
en un conjunto coherente.
Eso es la sabiduría de los mayas.
Las fuerzas que nos rodean también están adentro de nosotros,
en nuestros cuerpos.
Ahora, puedo decidir seguir escribiendo.
Y publicando.
Imagínate que dos manos de Amor te abrazan
y que abren así los puntos que están en el medio
de tus omóplatos
y tu columna vertebral.
Con eso, tu capacidad de amar se abre.

154

LIBERACIÓN

Este punto, en el triángulo entre los omóplatos,
el cuello y la columna vertebral,
es un lugar importante.
Retenemos patrones inconcientes allí.
Hemos comenzado a vivir, desde nuestra primera juventud,
según una imagen,
la expectativa de una persona que fue importante
para nosotros.
Hicimos una imagen falsa de nosotros,
y pusimos esfuerzo para cumplir con esta imagen.
O, al contrario, nos resistimos contra la imagen que el otro
tenía de nosotros.
Combatir, huir, adaptarnos, congelar nuestros adentros
son combates de sombras que nos mantienen atados y
enmarañados.
Hemos permitido ser determinados por el mundo que nos
rodea.
También en el presente.
Haz contacto con el punto en el triángulo entre
tus omóplatos, tu cuello y tu columna vertebral.
Imagínate en este lugar: un ambiente cariñoso que te
perdona tus "fallos y deficiencias"
y que te ayuda a vivir tu vida desde tu confianza original.
Imagínate que el ambiente cariñoso se encuentra
tan cerca del punto en tu cuerpo,

como en el espacio que te rodea.
Da a conocer al punto que quieres liberar la energía original.
Después, repite lo mismo al otro lado.

> No encontramos soporte para nuestra dignidad
> por evaluar nuestros éxitos,
> sino que lo encontramos recordando,
> incluso hasta en las fibras de nuestro cuerpo.
> En ese momento, somos capaces también de recordar
> cuánto nos hemos esforzado
> por ser, aquí y ahora,
> de esta forma.
> En lo sucesivo, tendremos mucho cuidado
> de ceder al otro
> el poder de juzgar si hemos actuado bien.

DIGNIDAD

Cuando pregunto al punto que está en el centro de mi cuello,
al lado derecho de mis vértebras: "¿Qué necesitas?",
la respuesta es: "Esto".
Pregunto: "¿Qué es 'esto'?".
Recibo como contestación: "Atención pura".
Entonces, el punto necesita atención que sea pura.
Debajo de mis dedos, que tocan este punto en mi cuello,
siento una pulsación que es más rápida que el ritmo
de mi respiración y que el latido de mi corazón.
Oigo un movimiento de mi cuerpo,
el crujir de sábanas recién planchadas.
Un calor tierno, sonidos fuera de mí y de mí misma.
Presencia en presencia de lo que me rodea.
Cuando pregunto lo mismo al punto que está en el otro lado,
siento menos dinamismo, menos vida.
La respuesta tiene significado de "aliento".
Necesito estímulo en este lado para vivir.
En la conciencia de las mujeres está grabado profundamente
que servir es lo mismo que olvidarse de sí misma.
Me doy cuenta ahora de que servir es:
florecer plenamente en la propia vida y, desde allí, colmar.
El punto que está en el lado izquierdo se deja alentar para eso.
Haz contacto con el punto que está a la altura
del centro de tu cuello,
en el lado derecho de tus vértebras.

Pregúntate qué es lo que necesita ese punto.
Espera la respuesta mientras mantienes tu atención en él.
Después, da al punto el tipo de atención que pide.
Luego, haz lo mismo con el punto que está
a la altura del centro de tu cuello,
en el lado izquierdo de tus vértebras.
Pregúntate en este lugar qué es lo que necesita ese punto.
Espera la respuesta mientras mantienes tu atención en él.
Después, da al punto el tipo de atención que pide.

13

EL CORAJE DEL AMOR

Este punto, ubicado a diez centímetros debajo
de las clavículas,
está asociado, en el Tzolkin,
con la cara de la Creación que se llama "Ben",
o bien "Caminante del cielo".
Según Barbara Roth y Kees Visser, esta fuerza indica coraje.
Ellos describen la cualidad de esta energía como sigue:
ver la vida como un viaje de exploración y experimentar
y tener el descaro de tomar decisiones extraordinarias.
*Pongo mis dedos en el punto que está en el lado izquierdo
y me imagino que inspiro y espiro el coraje del Amor
en este lugar.
La energía del lado izquierdo de mi cuerpo se fortalece.
Siento una presencia más fuerte.
Después, hago lo mismo en el otro lado.
Armonizo ambos puntos al imaginarme
que respiro simultáneamente en ellos.
Me siento muy presente.
También me percibo como plena, porque experimento
una concordancia
entre el camino de mi vida y mi ser.
Me percibo purificada de una confusión anterior.*

Hace falta coraje para verdaderamente seguir
el propio camino de la vida.
El camino donde nuestro actuar está en concordancia con
nuestros deseos profundos, nuestra sabiduría profunda,
nuestra fuerza profunda.
Tememos más a la fuerza de nuestro poder
que a nuestra debilidad.
Muchas veces, nuestros sentimientos se expresan
de una manera incómoda,
porque nos falta la experiencia de manifestarlos.
Como si fueran una cruda descortesía.
El diamante se pule a sí mismo.
El Amor y la maestría van de la mano.

Primero, haz contacto con el punto que está
a diez centímetros debajo de tu clavícula izquierda.
Imagínate que inspiras y espiras allí el coraje del Amor.
Sigue respirando de esta manera un rato.
Percibe.
Después, haz contacto con el punto que está
a diez centímetros debajo de tu clavícula derecha.
Imagínate que inspiras y espiras allí el coraje del Amor.
Sigue respirando de esta manera por un rato.
Percibe.

14

El verdadero Poder del Amor
Integridad

Cuando pregunto al punto que está justo debajo de mi costilla,
en el lado derecho, qué es lo que necesita,
percibo que el punto de mi cuerpo devuelve la pregunta.
Yo, la mente, debo dar la respuesta.
Sí, sé lo que quiero.
Quiero manifestar verdadero Poder.
Lynn Andrews escribe de este tema de manera bonita
en su libro Amor y Poder.
"Poder" es una palabra que ha obtenido
muchos significados negativos.
La mayoría de las veces es usada en el sentido de dominar,
manipular.
Sin embargo, el verdadero Poder es manifestar lo que nos guía.
Atrevernos a estar erguidos por completo
en nuestra propia fuerza.
Osar compartir lo que nos entusiasma con el mundo.
Tomo mucho tiempo para acariciar los puntos
en el centro de mi cuerpo.
Al día siguiente, vuelvo a este mismo punto
y le pregunto qué es lo que necesita.
"Integridad" es la respuesta.
Exponerme de completa buena fe.
Noto que hay concordancia entre
la Voluntad de espíritu y cuerpo.

Parece como si la respuesta para mi cuerpo
surgiera de un lugar más profundo en mi espíritu.
Tómate tu tiempo para contactarte con el punto
que está debajo de tu costilla inferior.
Pregúntate en este lugar qué harías tú
si vivieras más acorde con tu verdadera Voluntad.
Decide después si mereces aplicar tu energía
en esta dirección.
Luego, repite lo mismo en el otro lado.

**Me doy cuenta una vez más de la importancia de vivir
desde mi centro,
el centro del verdadero Poder.**

15

LUGAR DE BIENESTAR

Cuando pregunto al punto en mi ingle izquierda qué necesita,
recibo como respuesta: "La energía de tu atención".
Lleva tiempo contactar el punto.
Me pregunto qué es a lo que estoy prestando atención.
Estoy concediendo atención a un sentido de bienestar corporal.
Un sentido que precede a cualquier acto o esfuerzo.
Me da la impresión de que es muy importante permitir
que la energía fluya libremente en esta zona.
Entonces, advierto que es muy importante darme cuenta
de la simetría de mi cuerpo.
La verticalidad de la columna vertebral
y los puntos en una magnífica simetría horizontal.
Acuéstate sobre el suelo y contacta con tu mano
el punto en tu ingle.
Puede suceder que necesites algún tiempo
para sentirlo verdaderamente.
Quizá debas hacer saber al punto que tus intenciones
son buenas.
A veces, la energía en el punto es defensiva: rechaza sin saber
por qué.
Presta profunda atención a ambos puntos.
Ahora, imagínate un libro oblongo,
con el lomo puesto vertical, y las páginas abiertas hacia
el lado izquierdo y el lado derecho.

Imagínate que el lomo del libro representa la línea vertical
de tu columna vertebral.
Los renglones de las páginas izquierda y derecha
dan una imagen de la magnífica simetría horizontal
de tu cuerpo.
La simetría de ambos lados del cerebro, de tus ojos,
de tus orificios nasales, la línea horizontal de tu boca.
Tus hombros, tu caja torácica, tus costillas, tus caderas,
tus codos, tus muñecas, tus dedos, tus rodillas,
tus tobillos, tus pies.
Es bueno asimilar tal imagen.
La imagen de nuestro cuerpo está tan torcida por
experiencias previas,
que no coincide con nuestra constitución física original.
A causa de la imagen de nuestro cuerpo,
fijamos las deformaciones físicas y mentales.
Con asimilar la imagen simétrica,
y SOLAMENTE CON HACER ESTO,
ya cooperas en restablecer la imagen de tu cuerpo
y, con sólo esto, en corregir las deformaciones.

VIVIR

Cuando pregunto al punto que está en la parte suave
entre el lado exterior de mi tobillo derecho y mi talón
qué necesita allí,
siento que en este lugar hace falta que la vida fluya.
Soy conciente de que somos la vida fluyendo.
Cuando tenemos lazos que nos atan a otras personas,
pensamos que somos esa parte de nosotros que
está reaccionando al otro.
Estos pensamientos están como escombros encima
del latido de nuestro corazón.
Imagínate que estás leyendo el libro de tu vida.
Imagina que verdaderamente lo estás leyendo.
Ahora, piensa en alguien con quien tienes ese tipo de lazos.
Imagínate que esta persona está leyendo
el libro de su propia vida.
El lenguaje de su libro es completamente distinto
del lenguaje de tu libro.
En realidad, no tienes ninguna idea del contenido
de su libro.
No tienes idea de cuáles son las lecciones de la vida del otro.
Ahora, imagínate que el Sol, que calienta y acaricia la Tierra,
también os calienta y acaricia a vosotros dos.
El Sol es tanto el eslabón que os conecta
como la fuerza que os distingue.

La luz del Sol es lo mismo para ambos,
pero también muestra la diferencia.
Igual como muestra la diferencia que hay
entre una rosa roja y una rosa amarilla.
Ahora, haz contacto con el punto que está
entre el lado exterior de tu tobillo y tu talón.
Siente en este lugar el latido de tu vida.
Después, repite lo mismo en el otro lado.

CONEXIÓN

Cuando pregunto al punto que está en el lado exterior
de mi muñeca derecha qué necesita allí,
recibo como respuesta: "Conexión".
El punto me da a conocer que es una "relay station",
una estación receptora y emisora de fuerza.
Recibe información y la transmite después.
Mi atención se dirige a la enfermedad en esta Tierra.
¿Cómo puedo ser conciente de la enfermedad y no hundirme
yo misma?
Puedo lograr esto al comprender que puedo sentir mi reacción,
pero yo no soy mi reacción.
Surge una melodía en mí.
¡Me gustaría tanto recordar las palabras que van
con la melodía!,
pero no sucede.
Solamente las últimas cinco palabras me llegan:
"… y se fueron a Bethlehem…".
Pregunto qué significan estas palabras para mí.
"Más de dos mil años han pasado
desde que nació la conciencia de la Luz."
Sí, ¿y qué significa esto para nosotros?
"Significa que la conciencia de la Luz está cerca de nosotros."
¿Quién soy yo entonces?
"Un humano de carne y hueso."

> Logramos recibir más fácilmente la conciencia de la Luz,
> así como la conciencia de la oscuridad,
> cuando sabemos que no somos nuestra reacción
> al mundo.
> En este caso, no somos nuestra reacción
> a la conciencia de la Luz.
> No hace falta reaccionar con nuestros patrones antiguos.
> Así, nuestros cuerpos lograrán recibir mejor
> las señales de la luz.
> Nos desprenderemos de la reacción a ellas
> de manera más rápida.

*Cuando pregunto al punto que está en el lado exterior
de mi muñeca izquierda qué necesita,
la respuesta es más personal.
Se trata de intuir a las personas que están cerca de mí.
Convivir bien con ellas.*
Tómate tu tiempo para sentir el punto en el lado exterior
de tu muñeca.
¿Logras sentir conexión con ese punto?
Después, haz contacto con el punto que está
en el lado exterior de tu otra muñeca.
¿Hay una diferencia?

-18-
Espejo

Cuando pregunto al punto que está junto al pulpejo de mi mano
en la articulación del pulgar qué necesita, permanece silencioso.
Cuando comienzo a hacer lo posible, y lo imposible,
por inquirirle de otra forma, continúa silencioso.
El punto es como una superficie lisa de agua,
toda ondulación se origina por mi propia actividad.
Decido silenciarme como la superficie del agua,
igual que en meditación.
A medida que surgen los pensamientos, sutilmente los voy
poniendo a un lado.
Al final, emerge una respuesta de la profundidad.
Es una contestación preciosa en una cuestión vital
que me ocupa desde hace un tiempo.
La solución me produce un sentimiento de gratitud.
Este punto se llama "Espejo blanco" en el Tzolkin.
Nos trae la memoria de nuestra sombra
y el reconocimiento de nosotros mismos.
Haz contacto con el punto que está junto al pulpejo
de tu mano en la articulación de tu pulgar.
Haz silencio en todo tu ser.
Cada vez que surgen tus pensamientos, ponlos a un lado,
igual que en meditación.
Luego, formula una pregunta que te preocupe.
Confía que la respuesta te será dada.
Después, repite lo mismo en el otro lado.

APERTURA AL AMOR

Cuando pregunto al punto que está
en el pliegue de mi codo qué necesita allí,
la respuesta llega pronto: "Amor".
El procesamiento del significado de esto
dura más tiempo que en los otros puntos.
Primero, llego al significado de dar, recibir
y conducir el Amor como yo lo conozco.
Aún, algo queda sin ser arreglado.
Decido volver por segunda vez y preguntar
qué es lo que necesita el punto.
Llego a: "Apertura al Amor".
Podemos abrirnos para el Amor en el pliegue
de nuestro codo.
En el Tzolkin, el punto es asociado con el nombre
"Tormenta azul".
La palabra "tormenta" en el sentido de transformación.
Hace falta transformación para entender verdaderamente
qué significa abrirnos para el Amor.
Haz contacto con el punto en el pliegue de tu codo.
Percibe qué necesita el punto.
¿Cuál es el significado del Amor para ti?
Después, repite lo mismo en el otro lado.

20

Paz

Cuando pregunto al punto que está sobre mi ceja izquierda
qué necesita allí, me llega una sensación de confianza.
Confianza tal como la describo
al final de mi primer libro, Plenitud:
"Me confío a este momento.
Confío en la Fuerza que me entrega alegría,
como parte de sí misma.
Estoy conectada con esta Fuerza eternamente".
En mi visión interior, veo la imagen de un polluelo
que se mueve tranquilamente en un estanque de piedra.
Para mí esto significa algo distinto.
Se trata del vivir de la Energía ilimitada
en los límites de la dualidad.
El punto encima de tus cejas necesita paz.
Paz con los límites que la vida en la dualidad implica.
Haz contacto con el punto al lado izquierdo en la frente,
arriba de tus cejas.
Inspira paz allí, espira paz.
Después, repite lo mismo en el otro lado.

21

La Paz del eterno Ahora

Cuando pregunto al punto que está en el lado inferior
de mi pómulo qué necesita allí,
llego a sentir que hace falta experimentar
la Paz del eterno Ahora.
Todos los pensamientos de la realidad deseada
me quitan la posibilidad de experimentar el Ahora.
En el Ahora casi nunca estamos amenazados.
Los miedos tienen que ver con reacciones respecto del pasado
o respecto del futuro.
Estos miedos me alejan de mi presencia en el Ahora.
Mi mente de vez en cuando quiere volver al pasado,
o proyectar hacia el futuro.
Cuando verdaderamente logro estar presente en el Ahora,
el presente está lleno de energía.
Mis emociones se diluyen y transforman
en un sentir lo que sucede ahora,
en mi entorno y dentro de mí.
Puedo sentir que soy parte de una Energía más grande,
que está relacionada con todas las cosas y con el todo.
En este caso, no haría falta en el futuro volver al pasado,
porque hubiese estado completamente presente
en el Ahora del pasado.
Tampoco haría falta anticipar el futuro,
porque el presente pasaría al futuro de manera natural
y sin "costuras".

En el futuro no precisaré nada más que mi presencia.
Concedo a los puntos que están
en el lado inferior de mis pómulos
la Paz del eterno Ahora.

Nuestro interior ha aprendido a reaccionar
con patrones antiguos.
Nos sentimos pospuestos, amenazados, maltratados...
Nuestras reacciones a las amenazas antiguas
a menudo determinan la manera
en la cual enfocamos al presente.
Con eso evocamos justo lo que más tememos
y también nos atamos a los patrones de otras personas.
De esta manera nuestro espíritu se separa
de nuestra presencia.
Así nos apartamos de quienes somos en realidad
y conservamos la separación.
Una separación que justamente queremos conciliar.

Contacta el punto que está en el lado inferior
de tu pómulo.
Mira a tu alrededor para ver si hay una amenaza
en el ahora.
Después, puedes dar a conocer a tu interior
que no hay amenaza en el ahora.
Tu interior no lo sabe.
Dentro tuyo aún reina el miedo al miedo.
Mira a tu alrededor de nuevo y concede al punto
que está en el lado inferior de tu pómulo
la Paz del eterno Ahora.
Después, repite lo mismo en el otro lado.

22

INSPIRACIÓN

Cuando pregunto al punto que está debajo de mi clavícula
qué necesita,
la respuesta llega rápidamente: "Inspiración".
Esto me dice que quiero sentir que respiro en este punto
el éter que me rodea.

El éter, chi, prana, nos indica al final
cómo podemos enraizar mejor en la tierra.
Así logramos estabilidad en vez de "saltar"
con cada perturbación de nuestro equilibrio.
Podemos aprender a enviar la reacción de este trastorno
hacia abajo, a la tierra.
Así potenciamos nuestras raíces
durante nuestra estancia en la Tierra.

Haz contacto con el punto que está justo debajo
de tu clavícula.
Imagínate que este punto está rodeado por una energía sutil.
Mueve la zona respirando en esta energía.
Después, lleva la energía hacia abajo en tu cuerpo;
hacia el centro de tu cuerpo, o, si puedes, más abajo aun.
Después, repite lo mismo en el otro lado.
También siente la simetría horizontal de los puntos
con respecto al eje vertical de tu cuerpo.

23

LA PAZ DE NO ACTUAR

Este punto está en el centro de mi espalda,
a la altura de mi doceava costilla,
en el lado izquierdo y derecho de mi columna vertebral.
No me estoy ocupando del punto.
Incluso, decido esperar un rato antes
de entrar en contacto con él.
Así se muestra de manera indirecta
la esencia de lo que el punto necesita:
la paz de no actuar.
Deliberadamente evito actuar.
El significado se extiende.
Experimento una posibilidad muy clara de elegir:
puedo elegir entre dirigirme hacia el mundo
o enfocarme en el silencio que hay en mí.
Por sentir lo bueno del silencio dentro de mí
me siento libre de dirigirme hacia
lo que se presenta en mi vida en cada momento.
Es un milagro silencioso.
La importancia de este punto es grande.
Hay que practicar mucho para llevar la atención allí.
Al centro de nuestro cuerpo.
A medida que logramos hacer esto,
nuestra mente se libera de pensamientos.
Y nuestro actuar comienza a ser guiado por la esencia
de quienes somos.

24

Solidaridad

Cuando pregunto al punto que está en el lado superior
de mi pie izquierdo qué necesita allí,
recibo la respuesta: "Tocar".
El punto necesita ser tocado.
"¿Para qué sirve esto?"
Para ser capaz de sentir solidaridad.
"¿Para qué sirve la solidaridad?"
Para sentir confianza.
Dejo profundizar la respuesta y soy conciente
de la importancia de solidarizarnos
con cada paso que damos.
Cuando dudamos, negamos o impedimos,
cortamos la conexión con nuestras raíces.
Podemos solidarizarnos con cada paso que damos
en la seguridad de que siempre podemos volver
sobre nuestros pasos cuando resulte
que nos hayamos equivocado en el camino.
Cuando pregunto lo mismo al punto del pie derecho,
recibo una contestación más técnica: "Expansión".
Al punto le hace falta expansión
para combatir la contracción de los músculos.
Después, propongo dar al punto
un sentimiento de solidaridad.
Aunque la energía del punto reacciona
de manera incómoda, la admite.

Acuéstate sobre tu espalda y haz contacto con el punto
que está en el lado superior de tu pie izquierdo,
en la prolongación del paso que está
entre el dedo meñique y el anular de tu pie.
El punto está en el lado superior/exterior del pie,
a la misma altura que el punto 6,
que está en la cavidad del pie.
Calienta ambos puntos de tu pie con tus dos manos
y percibe lo que sucede.
Después, repite lo mismo en el otro lado.

> **Tal como una planta sólo puede crecer y florecer
> cuando sus raíces están establecidas profundamente
> en la tierra,
> así es la importancia de "enraizar" nuestros pies.
> Podemos practicarlo, al darles la atención adecuada
> con nuestras manos.**

25

LA LUZ DE LA FUENTE

*Cuando pregunto al punto que está en el lado inferior
de mi cadera, en el lado izquierdo, qué necesita,
recibo la respuesta: "La Luz de la Fuente".
Sí, entiendo, porque tengo la impresión de que
el Origen sagrado e inalterable se encuentra en esta zona.
Allí cerca hay una Fuente de Luz emanante.
Cuando pregunto lo mismo al punto en el otro lado,
recibo la respuesta: "Expansión".*

Se trata de estar más allá del bien y del mal.
En el mundo habitual, estamos acostumbrados
a trabajar para obtener un resultado.
Y nosotros juzgamos si éste es bueno o malo
según nuestro criterio.
De vez en cuando, nos preguntamos si lo que hacemos
lo hacemos para nosotros mismos o para otra persona.
Cerca de la Fuente no nos hacemos esta pregunta:
hacemos lo que hacemos
y el resultado llega por sí mismo.
Trabajar orientados a cumplir un resultado
funciona por sí mismo.
Hacemos algo siguiendo nuestra pasión y hallamos
una fuerza efectiva, que puede expandirse.
Cuando lanzamos una piedra a un estanque,
las ondas se expanden a gran distancia
y todo es influenciado.
Luego de seguir nuestra pasión, descansamos.
En el silencio reunimos nueva fuerza.

Busca hacer contacto con el punto
que está en el lado inferior de tu cadera.
Imagínate que la Luz, emanando de la Fuerza,
lo calienta.
Percibe.
Después, repite en el otro lado.
¿Puedes sentir la Vida en tus glúteos?

RESPETO PROFUNDO

Cuando pregunto al punto que está en el lado exterior
de mis omóplatos qué necesita allí,
llega finalmente la respuesta: "Veneración".
Decido cambiar la palabra por la expresión: "Respeto profundo".
A fin de cuentas soy yo, el espíritu, el que dirige al cuerpo.
Dejo entrar la energía de respeto profundo en mi cuerpo.
Respeto para donde estoy y lo que hago.

En mi visión interior veo la imagen de una mujer
caminando en un sendero.
La senda llega a ser más empinada y más estrecha
a medida que continúa andando.
Su mochila, aunque con menos lastre,
pesa cada vez más.
El Sol, que parece ser su meta, le ilumina el rostro.
La mujer decide reposar un rato.
Pone la mochila a su lado.
Las correas de la mochila dejan marcas en sus hombros.
En ese momento, decide volver al pueblo
de donde viene.
Resuelve dejar atrás su mochila con toda la carga,
ahora inútil,
de sus experiencias como ser humano, mujer y madre.
La mochila contiene principalmente la necesidad
de ser de ayuda para otros.
El ser necesaria para otros fue su obra, su realización,
su alegría más grande.
Pero fue también su desafío, su trampa,
su obstáculo más grande.
De eso es de lo que más ha aprendido.
La mochila brilla con la luz del Sol.
La mujer pide al Gran Espíritu transformar su
necesidad de ser útil a otros
en la madurez de una sabia mujer anciana.

El viaje de vuelta

La vida es cíclica.
El final de una etapa es el principio de la siguiente.
Así el círculo se cierra.
¡Me gustaría tanto darte algo para tu viaje!
Un buen consejo, un deseo cariñoso…
Pero me faltan las palabras para expresar este sentimiento.

Son en Breugel, en el año que Joos cumplió 66 años.

Anexo: el Tzolkin

Escribí este libro por un interés en los sellos del Tzolkin, el calendario sagrado de los mayas.

Quería saber si la energía de los sellos tiene un lugar en el cuerpo donde la podemos encontrar.

Por esto me enteré de los 26 "cierres de energía" que son descritos en los libros de Jin Shin Jyutsu.

Este libro es el resultado de esa investigación.

Estoy convencida de que los puntos descritos coinciden con la energía de los 20 sellos.

Mencionaré de nuevo los puntos del cuerpo. Ahora les daré el número, el nombre y una característica como la podemos encontrar en los escritos sobre el Tzolkin.

Lo arriba expresado implica que podemos abrirnos hacia la energía de los sellos del Tzolkin al abrir los "cierres de energía" que hay en el cuerpo.

Esto es significativo, porque es importante tener una manera para equilibrar y armonizar la energía en nuestro cuerpo.

La energía de la materia, la personalidad, el alma, el cosmos, la galáctica están representadas.

Los sellos del Tzolkin, representados en el cuerpo:

Punto	Nombre	Sello	Nombre	Significado
1	El primer movimiento	Imix	Dragón rojo	El principio creador
2	La paz de no saber	Ik	Viento blanco	Inspiración primordial
3	Armonía	Akbal	Noche azul	Encarnación
4	La ventana	Kan	Semilla amarilla	Poder ordenador del crecimiento. Un puente entre la materia y lo que es invisible a los ojos
5	El ser íntimo	Chicchan	Serpiente roja	Fuerza de la vida, instintos
6	El consentimiento	Cimi	Puente del mundo blanco	Equilibrio de vida y muerte
7	Conexión	Manik	Mano azul	Puente entre la personalidad y lo espiritual
8	El campo de las posibilidades	Lamat	Estrella amarilla	Comprensión intuitiva de la vida superior
9	Ser independiente	Muluc	Luna roja	Elemento purificador del espíritu

Punto	Nombre	Sello	Nombre	Significado
10	El tierno inicio	Oc	Perro blanco	Amor incondicional
11	Libertad de movimiento	Chuen	Mono azul	La creatividad
12	Más allá de los patrones	Eb	Humano amarillo	Trae la conciencia divina a nuestra propia conciencia
13	El coraje del Amor	Ben	Caminante del cielo rojo	Canal Cielo-Tierra
14	La Voluntad de la Fuerza que me guía	Ix	Mago blanco	Mago del tiempo y el no-tiempo
15	La puerta hacia el bienestar	Men	Águila azul	Mente planetaria
16	El fundamento	Cib	Guerrero amarillo	Contacto con la mente galáctica
17	Intuición	Caban	Tierra roja	Sincronía
18	Conciencia y conciencia del cuerpo	Etznab	Espejo blanco	El salón de espejos, donde los objetos se confunden. Espada de sabiduría y purificación

Punto	Nombre	Sello	Nombre	Significado
19	En el mundo, pero no del mundo	Cauac	Tormenta azul	Nube y ser del trueno
20	Ser natural	Ahau	Sol amarillo	Iluminar, el fuego universal, la esencia de todo
21	Renovarse	Imix	Dragón rojo	El principio creador
22	Confiarse	Ik	Viento blanco	Inspiración primordial
23	La paz de la existencia	Akbal	Noche azul	Encarnación
24	Colocarse y acercarse	Kan	Semilla amarilla	Poder ordenador del crecimiento. Un puente entre la materia y lo que es invisible a los ojos
25	Origen sagrado	Chicchan	Serpiente roja	Fuerza de la vida, instintos
26	El humano pleno	Cimi	Puente del mundo blanco	Equilibrio de vida y muerte

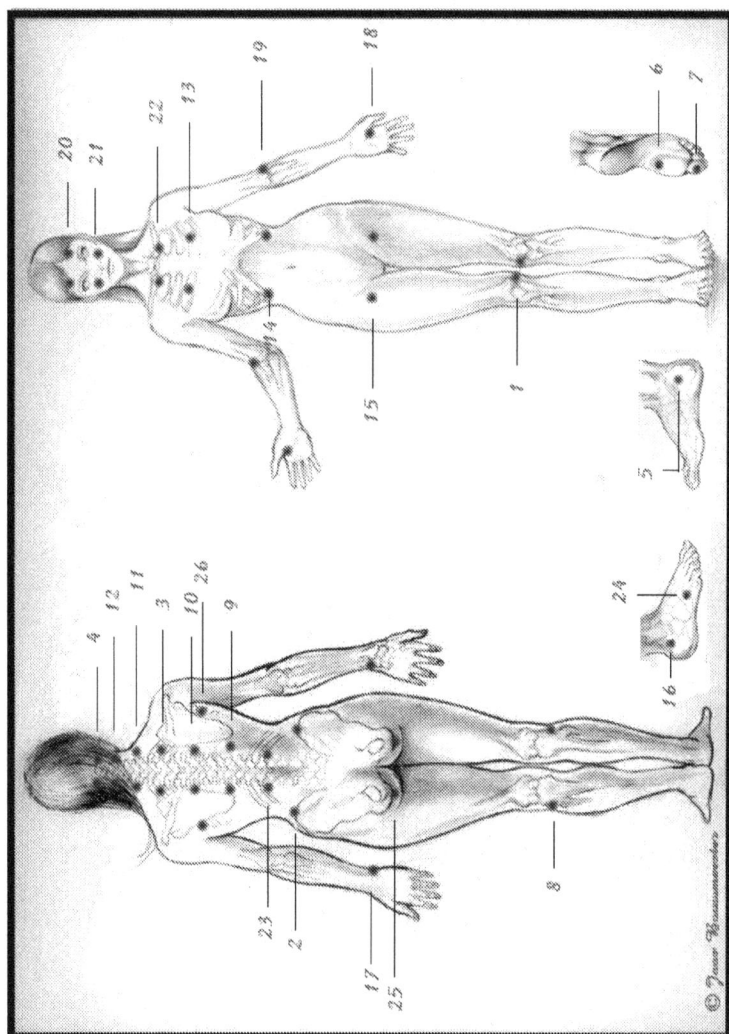

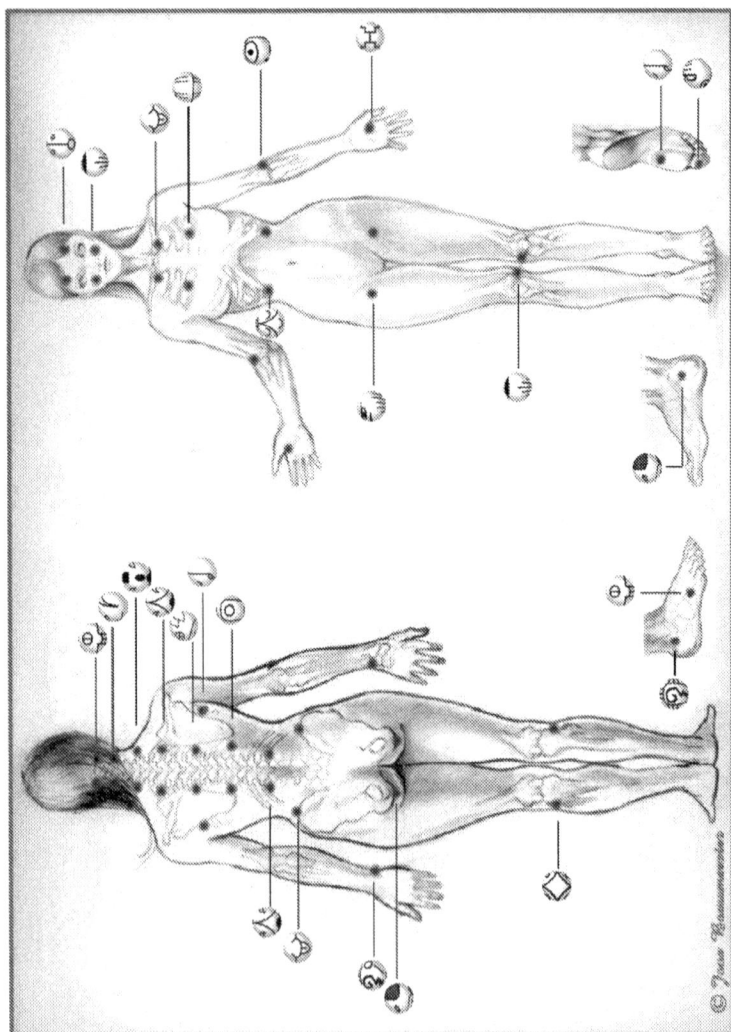

Bibliografía

Andrews, Lynn V., *Love and Power,* HarperCollins Publishers, Nueva York 1998.

Barlow, Wilfred, *The Alexander Principle. How to Use our Body without Stress,* Orion Books Ltd., Londres 2001.

Bouwmeester, Joos, *Plenitud,* Gopher, Utrecht 2005.

Bouwmeester, Joos, *Wholeness Complete,* Gopher, Utrecht 2005.

Burmeister, Alice y Monte, Tom, *The Touch of Healing. Energizing Body, Mind and Spirit with the Art of Jin Shin Jyutsu,* Bantam Books, Nueva York 1997.

Fahrnow, Ilse-Maria, *Jin Shin Jyutsu - die Heilkraft Ihrer Hände,* Droemersche Verlaganstalt Th. Knaur Nachf. GmbH & Co, 2002.

Langford, Elisabeth, *Mind and Muscle, an Owner's Handbook,* Garant, Apeldoorn 2002.

Laszlo, Ervin, *Cosmic Vision - The Dawn of the Integral Theory of Everything,* 2004.

Índice

Presentación   7

Introducción   11

Premisas   13

La primera profundidad   15

1. El primer movimiento   17

2. La paz de no saber   21

3. Armonía   23

4. La ventana   25

La segunda profundidad   29

5. El ser íntimo   31

6. El consentimiento   33

7. Conexión   35

8. El campo de las posibilidades   39

9. Ser independiente   41

10. El tierno inicio   43

11. Libertad de movimiento   45

12. Más allá de los patrones   47

13. El coraje del Amor   49

14. La Voluntad de la Fuerza que me guía   51

15. La puerta hacia el bienestar   53

La tercera profundidad   57

16. El fundamento   59

17. Intuición   61

18. Conciencia y conciencia del cuerpo   63

19. En el mundo, pero no del mundo   65

20. Ser natural   67

21. Renovarse   69

22. Confiarse   71

La cuarta profundidad   75

23. La paz de la existencia   77

La quinta profundidad   81

24. Colocarse y acercarse   83

25. Origen sagrado   85

26. El humano pleno   87

La sexta profundidad   91

El humano naciente   93

La séptima profundidad   97

El Altiplano   99

La octava profundidad   103

La Creación   105

La novena profundidad   109

Unidad   111

Un nuevo inicio   115

27. Familiaridad   117

Más allá de los puntos   119

28. El centro   121

El ritmo   123

29. La ondulación   125

Co-creación   127

30. Influencia   129

31. Plenitud única   131

-1- Naturaleza única   133

-2- Bondad fundamental   135

-3- La integridad profunda de la Esencia   137

-4- Confiarse   139

-5- Consentimiento seguro   141

-6- Aprobación segura   145

-7- Sintonía segura   147

-8- Apertura a la vida   149

-9- Confianza en uno mismo   151

-10- Capacidad de amar   153

-11- Liberación   155

-12- Dignidad   157

-13- El coraje del Amor   159

-14- El verdadero Poder del Amor - Integridad   161

-15- Lugar de bienestar   163

-16- Vivir   165

-17- Conexión   167

-18- Espejo   169

-19- Apertura al Amor   171

-20- Paz   173

-21- La Paz del eterno Ahora   175

-22- Inspiración   177

-23- La paz de no actuar   179

-24- Solidaridad   181

-25- La Luz de la Fuente   183

-26- Respeto profundo   185

El viaje de vuelta   187

Anexo: el Tzolkin   189

Bibliografía   195

Editorial LibrosEnRed

LibrosEnRed es la Editorial Digital más completa en idioma español. Desde junio de 2000 trabajamos en la edición y venta de libros digitales e impresos bajo demanda.

Nuestra misión es facilitar a todos los autores la **edición** de sus obras y ofrecer a los lectores acceso rápido y económico a libros de todo tipo.

Editamos novelas, cuentos, poesías, tesis, investigaciones, manuales, monografías y toda variedad de contenidos. Brindamos la posibilidad de **comercializar** las obras desde Internet para millones de potenciales lectores. De este modo, intentamos fortalecer la difusión de los autores que escriben en español.

Nuestro sistema de atribución de regalías permite que los autores **obtengan una ganancia 300% o 400% mayor** a la que reciben en el circuito tradicional.

Ingrese a www.librosenred.com y conozca nuestro catálogo, compuesto por cientos de títulos clásicos y de autores contemporáneos.